LIPÖDEM

BEHANDLUNGSLEITFADEN

Eine zertifizierte Lymphödemtherapeutin berät ihre Kunden bei Lipödemen

Kathleen Lisson, CMT, CLT

Haftungsausschluss und Nutzungsbedingungen

Keine der in diesem Buch enthaltenen Informationen sollte als medizinischer Rat angesehen werden. Ihr Vertrauen in Informationen und Inhalte, die Sie bei oder durch diese Veröffentlichung erhalten, geschieht ausschließlich auf Ihr eigenes Risiko. „Solace massage and mindfulness", oder der Autor übernehmen keine Haftung oder Verantwortung für Schäden oder Verletzungen an Ihnen, anderen Personen oder Eigentum, die sich aus der Verwendung von Produkten, Informationen, Ideen oder Anweisungen ergeben, die in den Inhalten oder Dienstleistungen enthalten sind, die Ihnen durch dieses Buch zur Verfügung gestellt werden. Das Vertrauen in die, in diesem Material enthaltenen Informationen, erfolgt ausschließlich auf eigenes Risiko des Lesers. Der Autor hat kein finanzielles Interesse an den in diesem Buch genannten Produkten oder Websites und hat auch keine Vergütung von Herstellern erhalten.

ISBN-13: 978-1-7328066-2-7

ISBN-10: 1-7328066-2-4

INHALTSVERZEICHNIS

SCHNELLSTART REFERENZSEITEN

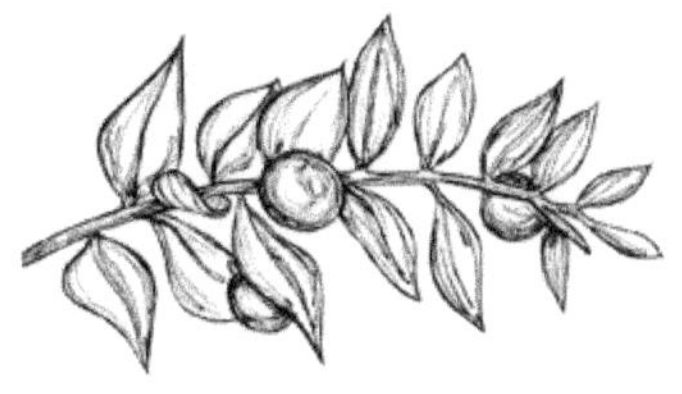

EINFÜHRUNG

WARUM HABE ICH DIESES BUCH GESCHRIEBEN?

Sie lesen dieses Buch, weil Sie nach Antworten zum Thema Lipödem suchen. Vielleicht haben Sie gerade erst von einem Lipödem erfahren, oder vielleicht kennen Sie diese Fettgewebsstörung seit Jahren und suchen nach weiteren Behandlungsmöglichkeiten.

So oder so, ich kann mir vorstellen, wie frustriert und unsicher Sie sich vermutlich gerade fühlen. Das Lipödem ist weder in der Medizin noch in der Öffentlichkeit besonders gut bekannt, was bedeutet, dass die beiden Orte, auf die wir uns in schwierigen Zeiten verlassen und denen wir vertrauen uns zu helfen – unsere Arztpraxis und unser Zuhause mit Familie und Freunden – oft wenig oder gar keine Hilfe bieten, wenn es darum geht, mit einem Lipödem zu leben.

Als zertifizierte Lymphödemtherapeutin habe ich mein Wissen über diese erstaunlich unterdiagnostizierte Erkrankung mit Einzelpersonen und Gemeinschaftsgruppen innerhalb San Diegos geteilt. Um die breite Öffentlichkeit zu erreichen, habe ich soziale Medien genutzt, um Tipps zur Linderung von Schmerzen und Entzündungen im Zusammenhang mit Lipödemen zu geben.

Wenn ich eine manuelle Lymphdrainage durchführe, höre ich die Geschichten meiner Kunden und spreche mit ihnen über ihre Anliegen. Viele hatten kurz zuvor eine Operation oder haben eine Verletzung erlitten und wollen Schwellungen reduzieren, oder leben mit Lymphödemen oder Lipödemen und suchen nach einem ganzheitlicheren Ansatz zur Verringerung ihrer Symptome. Die Kommentare, die ich mehr als alles andere höre, wenn ich mit Leuten über Lipödeme spreche, sind "Ich wünschte, jemand hätte mir früher gesagt, was mit meinem Körper passiert ist" und "Ich wünschte, meine Ärzte wüssten etwas über Lipödeme".

In diesem Buch werde ich mit Ihnen Top-Tipps aus meiner Ausbildung zur zertifizierten

Lymphödem-Therapeutin, Präsentationen der Fat Disorders Resource Society Konferenz, meine Studie an der Foldi Clinic in Deutschland und Feedback von Menschen mit Lipödem teilen, die erzählen was für sie am besten funktioniert hat. Viele der Tipps werden durch die Forschung unterstützt und ich habe Links zu den Studien im hinteren Teil des Buches bereitgestellt.

Zuerst lernen wir ein wenig über die Auswirkungen des Lipödems, dann tauchen wir in die Arten der konservativen Behandlungen ein. Abschließend werden wir uns die verschiedenen Arten von chirurgischen Eingriffen ansehen.

WICHTIGE HINWEISE

Die in diesem Buch diskutierten Tipps wurden durch die Durchsicht von Forschungsstudien und veröffentlichter Literatur zu Lymphödemen und Lipödemen, durch Interviews mit Experten und durch das Anhören von Menschen, die an Lipödemen leiden, aus erster Hand zusammengestellt. Experten können anderer Meinung sein, und wissenschaftliche Fortschritte können einige dieser Informationen veraltet erscheinen lassen. Der

Autor übernimmt keine Verantwortung für das Ergebnis der Anwendung der Informationen in diesem Buch zur Selbsthilfe. Wenn Sie sicherheitsrelevante Fragen zur Anwendung der in dieser Broschüre behandelten Techniken haben, wenden Sie sich bitte an Ihren Arzt oder plastischen Chirurgen. Vollständige Offenlegung: Ich bin Contract Trainer bei Tactile Medical, einem Unternehmen, das eine der in diesem Text erwähnten Behandlungen für Lymphödeme verkauft.

Ich unterstütze oder ermutige die Verwendung von Wörtern wie "Übergewicht" oder "Fettleibigkeit"nicht, denn sie stigmatsieren Menschen am oberen Ende des Gewichtsspektrums. Ich glaube, dass Körpergrößen von Natur aus unterschiedlich sind und dass es nichts Falsches daran gibt, einen größeren Körper zu haben. Ich habe diese Ausdrücke vielleicht in früheren Materialien verwendet, bevor ich erkannt habe, wie schädlich diese Worte für größere Menschen sind. Ich verwende sie nicht mehr als eigenständige Begriffe. Wenn ich sie benutze, werde ich sie mit den Worten "Fettleibigkeit im Sinne des BMI" verdeutlichen. Es wird vorkommen, dass ich Websites oder Recherchen mit diesen Worten teile, und ich möchte klarstellen, dass ich die Verwendung dieser Begriffe nicht unterstütze. Darüber hinaus werde ich den Begriff „fett" oder „dick" als neutralen Deskriptor und nicht als abwertend verwenden. Ich tue dies, um es als Adjektiv zu normalisieren, ähnlich wie groß, kurz oder dünn. Ich habe diese Überzeugungen aus der Bewegung der Fettakzeptanz übernommen, die 1967 begann.

Ich glaube, dass, je mehr wir uns in Richtung Fettakzeptanz bewegen, desto besser werden die Störungen des Fettgewebes verstanden und desto nützlicher und effektiver wird die Behandlung für Menschen mit Lipödemen sein.

Lipödeme betreffen typischerweise Menschen mit Östrogendominanz, so dass die meisten Materialien zu diesem Thema auf Frauen ausgerichtet sind. Das bedeutet, dass die meisten Ressourcen sowohl trans-Männer als auch nicht-binäre, genderqueere und geschlechtsneutrale Menschen auslassen, genauso, wie die wenigen Männern von cisgender[1], die ein Lipödem haben. Bei der Gestaltung dieses Buches

[1] Cisgender-Menschen sind Menschen, deren Geschlecht dem Geschlecht entspricht, das ihnen bei der Geburt zugewiesen wurde

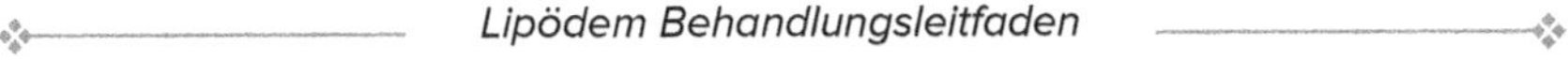

wollte ich Menschen aller Geschlechter so umfassend wie möglich einbeziehen. Sie werden feststellen, dass ich mein Bestes getan habe, um Deskriptoren geschlechtsneutral zu halten, es sei denn, ich zitiere Besonderheiten aus der Forschung. Leider ist die Lipödemforschung sehr stark auf das Geschlecht ausgerichtet. Ich hoffe, dass Sie dieses Buch als eine sicherere Ressource betrachten werden, unabhängig davon, wo Sie sich im Geschlechterbereich befinden.

Ein Glossar mit vielen medizinischen Begriffen rund um das Lipödem finden Sie in der Publikation "Lipedema: Ein klügerer Leitfaden."[2]

Viele der persönlichen Ressourcen, die ich in diesem Buch teile, stammen lokal aus meinem eigenen Gebiet, San Diego, Kalifornien, aber ähnliche Ressourcen sind in den USA und international verfügbar.

Ein letztes Wort zur Verwendung dieses Leitfadens – es ist ein magisches Buch! Wenn Sie der Meinung sind, dass Sie in der Tat Maßnahmen ergreifen können, um sich selbst ein komfortableres Leben mit

---

[2] http://www.milkeninstitute.org/publications/view/846

Lipödemen zu ermöglichen, werden Sie feststellen, dass dieses Buch voller Ideen ist. Entdecken Sie, welche am besten für Ihren Körper funktionieren – nicht jede Methode funktioniert für jeden Körper. Wenn Sie vom Gesundheitssytem bitter enttäuscht sind, überzeugt davon, dass es nicht viel gibt, was Sie oder Ärzte tun können, um Ihrem Lipödem zu helfen und/oder Sie es sich nicht leisten können, Zeit oder Geld für Ihre Behandlung auszugeben, wird es leider nicht viel in diesem Buch geben, das für Sie funktioniert, und ich ermutige Sie, es an einen Freund weiterzugeben oder es Ihrer örtlichen Bibliothek zu spenden.

> *Laden Sie das Schiff und machen Sie sich auf den Weg. Niemand weiß genau, ob das Schiff sinken oder den Hafen erreichen wird. Vorsichtige Leute sagen: "Ich werde nichts tun, bis ich sicher sein kann". Kaufleute wissen es besser. Wenn du nichts tust, verlierst du. Sei nicht einer dieser Händler, die nicht das Meer riskieren.*
>
> **RUMI**

TEIL 1

LIPÖDEM

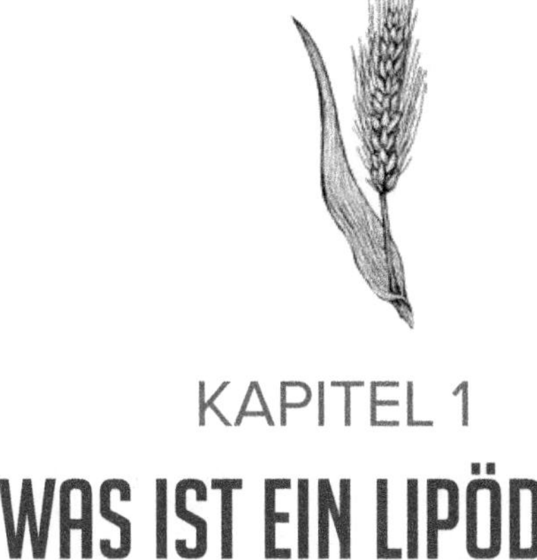

KAPITEL 1

WAS IST EIN LIPÖDEM?

“Ich kann an Beinen und Po nicht abnehmen, egal was ich mache.”

“Ich kann keine Kleidung zum Anziehen finden – ich bin oben und unten unterschiedlich groß.”

“Meine Familie sagt mir, dass ich die Beine meiner Großmutter habe.”

Haben Sie oder jemand, den Sie lieben, jemals so etwas gedacht? Wenn ja, müssen Sie mehr über das Lipödem erfahren, eine chronische, progressive und schmerzhafte Fettgewebserkrankung, von der angenommen wird, dass sie etwa zehn Prozent der weiblichen Bevölkerung in Amerika betrifft. Das Lipödem wurde erstmals 1940 von den Ärzten Allen und Hines der Mayo Clinic beschrieben und unterschied sich damit von der Dercum-Krankheit, einem Syndrom, das durch schmerzhafte Fettzuwächse im Fettgewebe unter der Haut gekennzeichnet ist.[3] Fast 80 Jahre später wird die Erkrankung oft mit "Fettleibigkeit" verwechselt, vom BMI definiert und in der Medizin nicht gut bekannt.

Wie ich bereits sagte, unterstütze oder ermutige ich nicht die Verwendung von Wörtern wie "Übergewicht" oder "Fettleibigkeit", weil sie Menschen am oberen Ende des Gewichtsspektrums stigmatisieren. Wenn ich sie benutze, werde ich sie mit den Worten "Fettleibigkeit im Sinne des BMI" verdeutlichen.'

Für viele Menschen beginnt in der Pubertät schmerzhaftes Lipödemfett (das sich vom typischen, gesunden Fettgewebe unterscheidet) an Gesäß, Oberschenkeln und Waden zu erscheinen. Die Lipoedema UK Big Survey, eine Umfrage unter Frauen in Großbritannien, ergab, dass 46% der Frauen mit Lipödemsymptomen angaben, dass ihre Symptome in der Pubertät begonnen haben.[4] Geburten und die Menopause können auch einen Anstieg dieser Art von Fett mit

[3] Allen and Hines, 1940

[4] Allen and Hines, 1940

sich bringen, welches extrem resistent gegen Diäten und Sport ist. Während einige Menschen durch Diäten und Bewegung vorübergehend abnehmen können, sind Menschen mit Lipödemen nicht in der Lage, Fettgewebe zu verlieren.

Allein diese Erkenntnis ist oft ein Augenöffner für Menschen, die ihr Leben lang wegen ihres Körpers diskriminiert wurden. Unsere Gesellschaft sagt uns, dass Gewichtsabnahme ganz einfach durch kleine Umstellungen und die Willenskraft, weniger zu essen und mehr zu trainieren erreicht werden kann, obwohl die Forschung herausgefunden hat, dass es "wenig Unterstützung für die Vorstellung gibt, dass Diäten zu dauerhaftem Gewichtsverlust oder gesundheitlichem Nutzen führen."[5]

Ich wiederhole: Lipödemfett ist extrem widerstandsfähig gegen Diät und Bewegung. Millionen von Menschen in Amerika und auf der ganzen Welt leiden seit ihrer Kindheit unter schmerzhaftem Fett am Unterkörper, das nicht auf eine der Modediäten oder die neuesten Trainingsprogramme reagiert. Allzu oft

[5] Mann et al., 2007

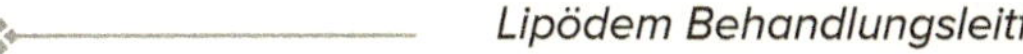

ist der Rat von Angehörigen der Gesundheitsberufe und wohlmeinenden Freunden und Familie, “sich mehr zu bemühen”. Wenn Menschen mit Lipödem akribisch detaillierte Ernährungstagebücher zeigen und ihre Nahrung abwiegen und messen, werden sie ungläubig belächelt. Erst im letzten Jahrzehnt, dank der Bemühungen einiger sehr engagierter Menschen mit Lipödem, ist das Bewusstsein für diese Fettgewebserkrankung gestiegen.

Die Lipoedema UK Big Survey ergab, dass das Durchschnittsalter der Diagnose 44 Jahre beträgt, und viele Personen, die an der Umfrage teilgenommen haben, berichteten, dass “Mediziner die Krankheit ablehnen und ihr Lipödem als Übergewicht / schlechte Ernährung / Bewegungsmangel falsch diagnostizieren”. Ein Teilnehmer sagte: “So viele junge Mädchen müssen darüber Bescheid wissen, damit sie ihr Leben nicht wegwerfen, indem sie sich selbst hassen und beschuldigen”, und ein anderer Teilnehmer sagte, “dass es einen großen Unterschied macht, als Patient mit einer Krankheit angesprochen zu werden und bei der Bewältigung der Krankheit Hilfe zu bekomme. Das ließ mich zum ersten Mal seit 45 Jahren wieder meinen eigenen Körper anders betrachten."[6]

Bevor wir in die Wissenschaft und die Behandlungen eintauchen, lassen Sie uns einen Moment Zeit nehmen, um die Auswirkungen des Erkennens und Wissens wirklich zu spüren, dass es nicht Ihre Schuld ist, ein Lipödem zu haben – eine schmerzhafte Fettgewebserkrankung, bei der Sie sich vielleicht unsicher, beschämt, hässlich, isoliert, faul und nicht gut genug fühlen. Das Wissen, dass es einen medizinischen Grund gibt, warum ihr Körper so ist, wie er ist, hat schon vielen Menschen ein Gefühl des Friedens gegeben.

Wir können dieses Wissen mit einer Technik von Rick Hanson namens H.E.A.L. umsetzen.

Hansons vier Schritte sind Haben, Erweitern, Verinnerlichen und Verbinden.[7]

Haben: Erkennen Sie, dass Ihre schmerzhaften Symptome auf ein Lipödem zurückzuführen sind, eine

[6] Fetzer & Fetzer, 2016

[7] Fetzer & Fetzer, 2016

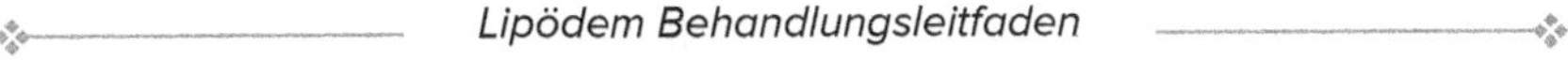

anerkannte Störung in der medizinischen Literatur und nicht nur in Ihrem Kopf. Sie bist nicht schuld, Sie haben nichts Falsches getan. Fühlen Sie das Wissen, dass die kleine Stimme Ihrer Intuition die ganze Zeit über richtig war? Ihre Intuition war richtig, dass Sie nicht faul waren oder sich nicht genug angestrengt haben. Richtig, dass Sie Ihren Körper kennen und ihn nicht verraten.

Wir werden mit diesem inneren Wissen im ganzen Buch arbeiten, da ich Sie daran erinnere, Ihre eigene Intuition zu nutzen, um herauszufinden, welche Wege für Sie, Ihre Gesundheit und Ihr Wohlbefinden am besten sind. Keine ahnungslosen, fehlgeleiteten Fremden mehr, die Ihnen sagen, dass alles in Ihrem Kopf ist. Ich lade Sie ein, jede der Ideen, die ich in dieser Broschüre teile, nur auszuprobieren, wenn Sie sich für Ihre innere Stimme richtig und gut anfühlen. Wie der Körperbildfürsprecher Jes Baker sagt, “zu akzeptierend, dass Intelligenz durch Intuition ersetzt werden sollte, ist erschreckend. Verletzlichkeit ist erschreckend. Aber wie ich höre, ist es der beste Weg um zu heilen.”[8]

[8] Baker, 2018

Erweitern: Das ist der lustige Teil! Geben Sie sich selbst volle und ganze 30 Sekunden bis zu einer Minute Zeit, um Ihr inneres Wissen zu spüren und vollständig zu erfahren. Wie fühlt es sich in Ihrem Körper, in Ihren Fingern und Zehen an, zu wissen, dass Ihre innere Gewissheit richtig ist, dass Sie ein weiser Verwalter für Ihren Körper sind? Genießen Sie es und sonnen Sie sich darin.

Verinnerlichen: Lassen Sie nun diese Gefühle und Erfahrungen wirklich einfließen. Einige Leute stellen sich vor, wie sie wie warmer Honig über ihre Kopfhaut und ihren Körper laufen oder sie wie die Wärme eines heißen Bades umhüllen. Erlauben Sie sich, sich diese Zeit zu nehmen und erlauben Sie Ihrem Vertrauen in Ihre Intuition, sein Zuhause in Ihrem Körper zu finden.

Verbinden: Wenn Sie sich bereit fühlen, ist der vierte Schritt, die positive Erfahrung mit dem weichen, zarten Ort in Ihnen zu verbinden, an dem Sie verletzt und wütend bist. Eine Möglichkeit, das zu tun ist, diese positive Erfahrung neben den negativen Erfahrungen existieren zu lassen, als Sie in Ihrem Leben missverstanden oder abgestempelt worden sind.

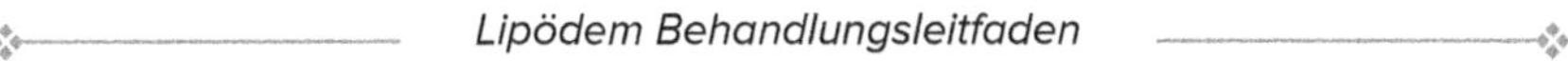

Mehr über den H.E.A.L. Prozess erfahren Sie in Rick Hansons Buch Hardwiring Happiness.[9] Tara Brach führt uns auch durch einige der Schritte in ihrem Video Tara Talks-Reflection: Installing a Beneficial Mind-State."[10]

Es gibt keine Pille oder Operation, die ein Lipödem sofort heilen kann, aber das Sammeln eines Teams von Experten, Freunden und Lieben, die Sie verstehen und sich um Sie kümmern, kann das Leben mit einem Lipödem einfacher machen. Ich bin in Ihrem Team! Wenn meine Tipps Ihnen helfen und Sie jemanden kennen, der ein eigenes fürsorgliches Team braucht, ist die Empfehlung dieses Buches ein guter erster Schritt. Weitere Ressourcen finden Sie auf meiner Website LipedemaTreatmentGuide.com.

Wie sieht ein Lipödem aus?

Nach dem Buch "Lipedema-: Ein Überblick für Kliniker", ist Lipödem ein Wort, das verwendet wird, um eine Fettgewebsstörung zu beschreiben, die durch überschüssiges Fett gekennzeichnet ist, das sich auf der

[9] Hanson, 2013

[10] https://youtu.be/Gy7uVgyFgTk

unteren Körperhälfte mit Ausnahme der Füße ansammelt. Menschen mit Lipödem sind birnenförmig und der Unterkörper sieht viel größer aus als der Oberkörper, fast so, als ob die obere Hälfte der Person nicht auf die untere Hälfte gehört. Die Füße sind nicht betroffen, was den Knöcheln ein "cankle"-ähnliches Aussehen oder den Beinen ein pantalonähnliches Aussehen verleihen kann. Das Lipödem kann auch die Oberarme und in einigen Fällen den ganzen Körper betreffen, einschließlich der Oberseite des Kopfes! Wenn eine Person mit Lipödem vorübergehend durch eine Diät abnimmt, kommt der Großteil des verlorenen Gewichts aus der oberen Körperhälfte, so dass ihre Figur noch unterlastiger aussieht.[11]

Wie fühlt sich ein Lipödem an?

Lügner. Fettsack. Trampel. Weichei.

Das sind vier Worte die, wie die Lipödemkranke Sandra Hall sagt, Leute benutzten um sie zu beschreiben. Diese Worte können auch nützlich sein, um die Erfahrung des Lebens mit Lipödemen zu beschreiben.

[11] Dayan et al., 2017

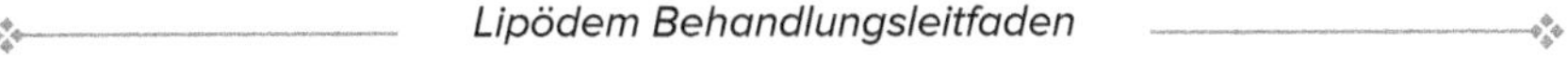

Wenn sie sich die akribisch dokumentierten Nahrungs- und Bewegungsprotokolle ansehen und dann den Körper ihres Patienten mit einem Lipödem entscheiden Mediziner allzu oft, dass ihr Patient lügen muss.

Die ungewöhnlich einseitige Art und Weise, in der Lipödemfett den Körper aussehen lässt, bedeutet, dass es selten durch Kleidung cachiert werden kann, so dass Frauen mit der Krankheit ein einfaches Ziel für Spott wegen ihrer Größe oder Form sind.

Lipödemfett bekommt leicht blaue Flecke, was es so aussehen lässt, als wäre ein Kind oder ein Erwachsener mit Lipödem ein Tollpatsch oder unkoordiniert.

Zudem ist Lipödemfett schmerzhaft, was bedeutet, dass Menschen im Umfeld einer Person mit Lipödem deren Beschwerden über Druck oder schmerzhafte Bewegungen als Jammern auffassen und sie daher für ein „Weichei" halten.[12]

Sandra Hall hat Recht – das Leben mit Lipödemen kann körperlich und emotional schmerzhaft sein. Es gibt Schmerzen im betroffenen Bereich, wenn Druck

[12] Hall, 2018

ausgeübt wird und die Beine schnell Hämatome bekommen. Die Beine können sich schwer und schwach anfühlen, und es kann zu Müdigkeit und Erschöpfung kommen. Dr. Karen Herbst sagt, dass ein "Anstieg der Hyaluronsäure und des Wassers dem Lipödemfett eine steife Beschaffenheit, ähnlich wie Gelatine, verleiht und die Beine beginnen sich schwer anzufühlen."[13]

Die Haut an den Beinen kann sich glatt anfühlen oder das darunterliegende Gewebe kann sich knötchen- od körnchenartig anfühlen; im Extremfall wie eine Walnussschale. Diese sitzsackähnliche Konsistenz stammt von "schrotartigen, harten, verkalkten, subkutanen Knötchen, die durch Fettnekrosen bei Bindegewebserkrankungen entstehen."[14] Wenn außerdem die Dercum-Krankheit (DD) vorliegt, hat die Person außerdem schmerzhafte Fettknötchen oder Lipome unter der Haut. In fortgeschritteneren Stadien kann die Haut eine Oberfläche wie die, einer Orangenschale oder Matratze aufweisen. Wie Dr. Herbst schreibt, "deuten die Daten darauf hin, dass das Gefäß- und

---

[13] Herbst, z.d.c

[14] Herbst et al., 2015

Lymphsystem sowohl bei Lipödemen als auch bei DD dysfunktionell ist, dass Pre-Lymphe länger im Gewebe bleibt, was das Fettwachstum induziert und zu dem charakteristischen „Bohnen im Beutel" Gefühl führt."[15]

Die Haut selbst kann sich bei Berührung kühl anfühlen. Tatsächlich gaben 73% der Befragten, die an der Lipdema UK Big Survey teilgenommen haben, an, dass "die Haut an ihren Beinen NICHT die selbe Farbe und Temperatur wie der restliche Körper hat."[16] Dies kann dazu führen, dass es für Menschen mit Lipödem schwieriger ist sich warmzuhalten, als für alle anderen, die sich im selben Raum befinden.

Weitere interessante Fakten über Menschen mit Lipödem

Wissenschaftler haben noch keinen genetischen Zusammenhang gefunden, aber 74% der Befragten in der Lipoedema UK Big Survey gaben an, dass sie "vermuten, dass andere Mitglieder ihrer Familie ein

---

[15] Herbst, 2012

[16] Fetzer & Fetzer, 2016

Lipödem haben/hatten, ohne diagnostiziert worden zu sein."[17]

Das Buch "Lipödem-: Eine Übersicht für Ärzte" ist eine großartige Quelle, die Sie mit Ihrem Arzt besprechen können, da es detaillierte Informationen über die Anzeichen und Symptome der Erkrankung enthält. Schauen wir uns jetzt einige der Anzeichen und Symptome an.

Blutergüsse: Menschen mit Lipödemen können sehr leicht Blutergüsse bekommen.

Beweglichkeit und Schmerzprobleme Lipödemfett kann die Lauffähigkeit beeinträchtigen, indem sich Lipödemgewebe in einer Masse unterhalb des Knies ansammelt, den retromalleolären Sulkus an der Achillessehne füllt und ein mediales Kniefettpolster und ein laterales Knöchelfettpolster bildet. Menschen mit Lipödem können eine Kniefehlstellung (Genu Valgum) oder einen Plattfuß (Pes Planus) haben.[18] Dr.

---

[17] Fetzer & Fetzer, 2016

[18] Dayan et al., 2017

Josef Stutz stellt auch fest, dass seine Klienten oft Schmerzen im unteren Rücken haben.[19]

Alter des Auftretens: Möglicherweise gibt es eine hormonelle Komponente, da sich die Symptome nach Pubertät, hormoneller Verhütung, Entbindung und Menopause verschlimmern können.

Was genau passiert mit meinen Beinen, dass sie so aussehen?

Ärzte sind sich nicht sicher, aber Dr. Herbst beschreibt auf ihrer Webseite “Lipedema” gut, was ihrer Meinung nach passiert.[20] Basierend auf Untersuchungen, die auf der Fat Disorders Resource Society Konferenz (FDRS) 2018vorgestellt wurden, glauben Forscher, dass sich Flüssigkeit im Fettgewebe ansammelt, weil:

- Das Gewebe dehnbarer ist;
- es mikrovaskuläre Schäden gibt;

---

[19] Stutz, 2018

[20] http://www.lipomadoc.org/lipedema.html

- es lymphatische Überlastungen, Dysfunktionen und/oder Lymphgefäßschäden gibt; und
- Das Interstitium vergrößert ist.

Die Blutgefäße unterhalb der Taille sind am stärksten von der Schwerkraft beeinflusst, weshalb dass Lipödemfett dazu neigt, sich zuerst in diesem Bereich des Körpers zu bilden.

Während meiner Zeit in der Lymphödemtherapie 2018 in der Foldi Klinik in Hinterzarten, Deutschland hatte ich das Glück, Professor Etelka Foldi erklären zu hören, wie ein Lipödem entsteht. Lesen Sie ihren Artikel "Fakten über Lipödeme und Lymph-/Lipödeme" hier: http://www.woundsinternational.com/media/other-resources/_/1070/files/content_207.pdf und sehen Sie sich ein Video von ihr an, das das Lipödem erklärt und den Streeten-Test beschreibt: https://youtu.be/eVMYrjCfihs.

In der Präsentation "MRI Tools to Diagnostic and Evaluate Mechanisms of Lipedema" stellt Rachelle Crescenzi, PhD, von der Vanderbilt University ihre Ergebnisse vor, die zeigen, dass Menschen mit

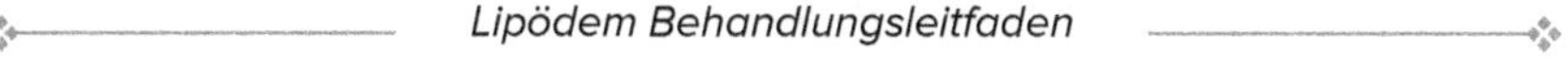

Lipödem einen höheren Natriumgehalt im Gewebe und ein höheres Fett zu Wasser Verhältnis aufweisen, als Menschen ohne Lipödem.[21]

Dr. Stanley Rockson teilt seine Ansichten über Lipödeme im Video “Lipedema is a Mirror Image of Lymphedema” hier: https://youtu.be/2H0-t27Zdag.

Lipödem und andere Fettgewebserkrankungen – Was untersuchen Wissenschaftler?

Erfahren Sie mehr über Fettgewebe, einschließlich seiner Hormone und Zytokine/Adipokine, Angiolipome, Pannikulitis und Fibrosen auf der Website Treatment, Research and Education of Adipose Tissue Program (TREAT): https://treat.medicine.arizona.edu/adipose-tissue.

Ich war ein Forschungsteilnehmer auf der FDRS-Konferenz 2018. Dutzende von Menschen mit Lipödem sowie Teilnehmer ohne Lipödem (Kontrollegruppe) wie ich saßen, im Wartebereich, in unseren Bettlaken “Togas” verpackt und wurden von Forschern des

[21] https://youtu.be/R_7EIUO103w

University of Arizona College of Medicine an der Tucson und der Vanderbilt University getestet. Wir alle wurden körperlich von Dr. Herbst untersucht und ließen Taillen – und Hüftmessungen durchführen, unsere Hände wurden untersucht, der Fingerspitzen- und Zehenpuls gemessen, Flüssigkeitszusammensetzungen und -verteilungen ermittelt, Thermographie und 3D-Scans, Bilder, Ultraschall angefertigt und der Glykokalyxspiegel unter unseren Zungen wurde bestimmt. Wir haben die gemeinsame Hoffnung, dass solche Projekte es Forschern ermöglichen, die Ursachen des Lipödems zu ergründen.

Ein Team des South Australian Biomedical Engineering Research and Teaching Flinders Medical Centre entwickelt ein tragbares Gerät zur Diagnose von Lipödemen. Erfahren Sie mehr unter: https://medicalxpress.com/news/2016-01-smarter-diagnosis-lipoedema.html.

Welches Stadium des Lipödems habe ich?

Ich gehe davon aus, dass sich die akzeptierten Definitionen der verschiedenen Stadien des Lipödems in den nächsten Jahren ändern werden, weshalb ich sie dazu anhalte, sich offiziell von einem Arzt diagnostizieren zu lassen, anstatt sich auf Informationen zu verlassen, die ich liefern kann.

Wenn Sie die neuesten Erkenntnisse über die Stadien des Lipödems erfahren möchten, besuchen Sie http://lipedemaproject.org/about-lipedema.

Welche Erkrankungen können mit einem Lipödem verwechselt werden?

Chronische venöse Insuffizienz: Nach Angaben der Gesellschaft für Gefäßchirurgie funktionieren bei der Chronischen Veneninsuffizienz (CVI) die Klappen in unseren Venen nicht. Bis zu 9,4% der Bevölkerung leiden an CVI.[22, 23] Die Erkrankung betrifft oft Menschen im frühen oder späten mittleren Alter. Die Beine können sich "schwer" anfühlen, geschwollen sein und/oder ihre Farbe ändern. Konservative Behandlungen umfassen Kompressionsstrümpfe und Bewegung.[24] Laut Canning und Bartholomew sind "Anzeichen

[22] Evans et al., 1999

[23] Eberhardt & Raffetto, 2014

[24] Henke, o.D.

einer chronischen venösen Insuffizienz bei 20% der Patienten mit Lipödem ("Phlebolipödem") vorhanden. Die Schwellung bei Patienten mit chronischer venöser Insuffizienz ist nicht symmetrisch und verschlimmert sich unter Druck. Zusätzlich weisen die Beine der Patienten rostartige Flecken an den Innenknöcheln auf."[25] Wenn Sie vermuten, dass Sie eine CVI haben, bitten Sie Ihren Arzt, Sie an einen Gefäßchirurgen zu überweisen.

Dercum-Krankheit: Ein Syndrom, das durch schmerzhafte Fettzuwächse im subkutanen Fettgewebe des Körpers gekennzeichnet ist. Dr. Herbst sagt, dass die Symptome "Schlafstörungen, Angstzustände, Depressionen, kognitive Schwierigkeiten (Gehirnnebel), Tachykardie, Kurzatmigkeit, [und] Magen-Darm-Störungen" sein können."[26] Erfahren Sie mehr über die Dercum-Krankheit in diesem Video: https://youtu.be/8-4tMm8zg04.

EDS: Laut der Ehlers-Danlos-Gesellschaft (EDS) "sind die Ehlers-Danlos-Syndrome eine Gruppe

---

[25] Canning & Bartholomew, 2017

[26] Herbst, o.D.

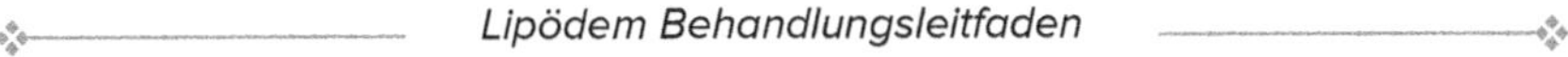

von Bindegewebserkrankungen", bei denen "das Bindegewebe, aus dem ein Mensch mit EDS besteht, nicht so aufgebaut ist, wie es sein sollte". Zu den Symptomen können eine Überbeweglichkeit der Gelenke und empfindliche Haut gehören, die leicht blaue Flecken bekommt.[27] 27Mehr über die Behandlung von EDS erfahren Sie in diesem Vortrag von Dr. Clair Francomano: https://youtu.be/h3RWVfT3wOM.

Multiple Symmetrische Lipomatose (MSL) (Auch bekannt als Madelung's Krankheit/Syndrom oder Launois Bensaude Syndrom): Nach Angaben der National Organization for Rare Disorders ist die Madelung-Krankheit durch eine "ungewöhnliche Ansammlung von Fettablagerungen im Hals- und Schulterbereich" gekennzeichnet und "wird manchmal als Sialadenitis, eine Entzündung der Speicheldrüsen, falsch diagnostiziert". Die Behandlung beinhaltet in der Regel die chirurgische Entfernung der Lipome.[28] Dr. Herbst sagt, dass der MSL Typ III mit Lipödemen verwechselt werden kann und umgekehrt.[29]

---

[27] What are the Ehlers-Danlos Syndromes?, o.D.

[28] Madelung's Disease, 2005

[29] Herbst, 2012

Familiäre Multiple Lipomatose: Bei dieser Krankheit haben mehrere Familienmitglieder Lipome an Rumpf und Extremitäten. Ein Lipom ist ein Knoten aus Fettgewebe zwischen der Haut und dem darunter liegenden Muskel.

Lipohypertrophie: Diese Krankheit sieht manchmal genauso aus wie ein Lipödem, aber der Schmerz, der bei einem Lipödem auftritt, ist nicht vorhanden.[30]

Steatopygie: Dies beschreibt die Ansammlung von Fett im Gesäßbereich des Körpers. Das Buch Fat shame: stigma and the fat body in American culture von Amy Erdman Farrell erklärt bemerkenswert gut, wie die stigmatisierung von Fett die gesellschaftliche Reaktion auf unterschiedlich geformte Körper prägte, und dass "der Begriff "Steatopygie" eine medizinische, objektive Auffassung für eine normale körperliche Entwicklung verlieh und als solcher dafür sorgte, dass Körper, die diese Entwicklung zeigten, als krank angesehen wurden."[31]

---

[30] Dayan et al., 2017

[31] Farrell, 2011

Gelenkschmerzen: Laut dem Artikel “Thicegs, Not Always Lipedema”, “treten bei Lipödemen typischerweise keine akuten, brennende oder immobilisierenden Gelenkschmerzen auf. Bei diesen Patienten ist eine begleitende rheumatische Erkrankung wie Fibromyalgie oder chronische Polyarthritis in Betracht zu ziehen”[32]

Erworbene partielle Lipodystrophie (APL; Barraquer-Simons-Syndrom): Dr. Herbst behandelt mehrere andere seltene Krankheiten, wie z.B. APL, die mit Lipödemen verwechselt werden können inseinem Artikel „ Rare adipose disorders (RAD`S) masquerading as obesity.” Lesen Sie den Artikel hier: https://www.ncbi.nlm.nih.gov/pmc/articles/PMC4010336/

Williams-Syndrom: verursacht durch einen genetischen Defekt, einschließlich der Tilgung des Elastin-Gens, bei der Empfängnis. Zu den medizinischen Schwierigkeiten gehören Herz- oder Gefäßprobleme. Erfahren Sie mehr unter https://williams-syndrome.org/faq.

---

[32] Reich-Schupke, Altmeyer & Stucker, 2012

Auch das Lipödem gibt es nicht nur in einer Form oder Schreibweise!!

Es gibt verschiedene Arten von Lipödemen. In der Arbeit "Lymphatische Störungen des Lipödems" fanden van Geest et al. heraus, dass "bei allen unseren Patienten mit Lipödem, die klinisch mit dem Typ Allen-Hines diagnostiziert wurden, der subkutane Lymphtransport besser war als beim Typus rusticanus Moncorps und eine gute Korrelation mit dem Alter des Patienten und gleichzeitig mit der Dauer der Erkrankung zeigte."[33] Laut Langendoen et al. erleben Menschen mit dem Typus rusticanus Moncorps "in jungen Jahren schwerwiegendere Beschwerden, insbesondere einen stumpfen spontanen Schmerz in den Beinen, der am Ende des Tages am stärksten ausgeprägt ist und der an Symptome der chronisch venösen Insuffizienz erinnern, jedoch ohne das Auftreten von Krampfadern."[34]

Das Lipödem wird in der englischen Sprache auf verschiede Arten geschrieben. In Europa fügt das

---

[33] Van Geest et al., 2003

[34] Langendoen et al., 2009

englische Wort den Buchstaben O hinzu, was es zu „Lipoedema" macht. Lipodem oder Lipedema sind weitere Schreibweisen.

Ihre Erfahrungen mit Lipödemen

Während der Rest dieses Buches mit möglichen Lösungen angefüllt sein wird, möchte ich mir jetzt Zeit nehmen, bevor wir uns den Lösungsansätzen widmen, um all den Emotionen Raum zu geben, die das Lipödem mit sich bringt.

Ja, ich bitte Sie, die nächsten Seiten zu nutzen, um alles auf Papier zu bringen. Es hat einen positiven Effekt, alle Gedanken, die sich in unsere Köpfe drängen, schriftlich niederzubringen, auch wenn das einige beängstigende Gedanken und Gefühle hervorrufen kann, welche nicht positiv sind.

Dr. Susan David ist eine Psychologin der Harvard Medical School, die emotionale Beweglichkeit untersucht. Dr. David befragte über 70.000 Menschen und fand mehr als 30% der Befragten, die von sich sagten, sie hätten sich dafür verurteilt sogenannte "schlechte Emotionen", wie Traurigkeit, Wut oder sogar Trauer zu empfinden."[35] Klingt das nach Ihnen? Die anderen Reaktionen, die sie erhielt, trafen mich persönlich – in der Eile anderer Leute, alles in Ordnung zu bringen, wurde ich oft ermutigt, Gefühle beiseite zu schieben oder "eine schnelle Lösung zu finden". In meinem Leben musste ich mit Menschen die Tatsache teilen, dass ich Hautkrebs habe und dass meine beiden Elternteile damit diagnostiziert worden und an Krebs gestorben sind. Ich stimme Dr. David zu: "Normale, natürliche Emotionen werden heute als gut oder schlecht angesehen. Und positiv zu sein ist zu einer neuen Form der moralischen Korrektheit geworden. Menschen mit Krebs wird automatisch gesagt, dass sie einfach positiv bleiben sollen. Frauen wird gesagt, dass sie einfach aufhören sollen so wütend zu sein. Und die Liste geht weiter."[36]

Dr. David nennt den Drang, keine Emotionen empfinden zu wollen, "Ziele der Toten", denn "nur tote Menschen sind niemals gestresst, haben nie ein gebrochenes Herz", erlebe nie die Enttäuschung, die mit

[35] David, 2017

[36] David, 2017

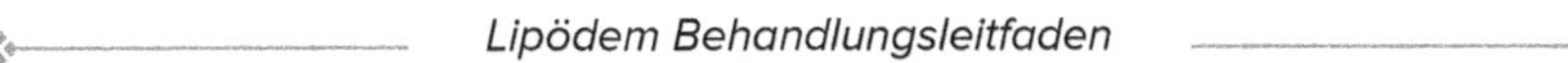

dem Scheitern einhergeht."[37] Das brachte mich zum Lächeln. Sie hat damit einen guten Punkt getroffen.

Denken Sie darüber nach, wie sich die Lipohypertrophie und/oder das Lipödem auf Sie im Laufe Ihres Lebens ausgewirkt hat, von der Kindheit bis heute. Janssen et al. fanden heraus, dass "übergewichtige und fettleibige Jugendliche in größeren relativen Chancen standen, Opfer von Aggressionen zu werden als normalgewichtige Jugendliche."[38] In dem Artikel "Fat Youth as Common Targets for Mobbing" stellen Weinstock und Krehbiel fest, dass "Kinder und Jugendliche, die dick sind, oft zu Opfern werden, und die Häufigkeit, Ursachen und Folgen von Mobbing erschreckend und bedenklich sind". Der Glaube, dass Gewicht kontrollierbar ist, "führt viele dazu, diejenigen, die dick sind, dafür verantwortlich zu machen, dass sie dick sind, und so Fettleibigkeit als individuellen Charakterfehler zu behandeln". Dieser Standpunkt macht es "sehr einfach für diejenigen, die dicke Menschen schikanieren, die Schuld dem Opfer zu geben."[39]

---

[37] David, 2017

[38] Janssen et al., 2004

[39] Rothblum & Solovay, 2009

Oftmals verstecken wir diese Emotionen, um nicht verletzt zu werden. Um Sie zu inspirieren, möchte ich Ihnen ein Gedicht von Lauren Brereton zeigen. Brereton ist Ernährungswissenschaftlerin und teilt ihre Erfahrungen durch Poesie.

> *Ich verstehe nicht, wie ein Baby, das noch im Bauch seiner*
> *Mutter ist, falsch sein kann, aber ich war es*
> *Ich war völlig falsch.*
> *Ich schätze ich sollte nicht so groß sein, da die Ärzte meiner Mutter sagten, ich müsse aus ihr herausgeschnitten werden*
> *Sie sagten ihr, dass sie es nicht alleine schaffen würde*
> *Ich war so falsch*
> *Als Baby hatte ich dicke Schenkel und Backen und Rollen*
> *So viele Rollen*
> *Leute würden Dinge wie "schau dir diese dicken Stampfer an" sagen"*
> *Und "Wir wissen, wer hier einen gesunden Appetit hat"*
> *Und ich weiß nicht warum sie diese Dinge sagten,*
> *weil ich mich nicht erinnere hungrig zu sein,*
> *Ich war einfach nur ich schätze ich*
> *Als ich ein wenig älter wurde blieb mein Babyspeck*

einfach um mich herum
Wie um mich warmzuhalten
Ich habe gehört deswegen haben Tiere Fett
Weil es sie warmhält
Aber wie auch immer, es klebte einfach an mir
Und ich wusste nicht wirklich, dass das schlecht war, bis die anderen Kinder es sagten. Sie sagten, ich sei größer und das bedeutete, dass ich ungesund und faul sei
Aber ich war nicht faul
Bis sie sagten, dass ich albern aussehe, weil mein Bauch wackelte, danach rannte ich nicht mehr gerne
Dann bakam ich von meiner Mutter ein „besonderes Essen" für die Schule
Aber es war nichts besonderes daran
Außer dass ich keine Kekse mehr bekam
Stattdessen bakam ich Karottenstifte
Niemand wollte gegen Karottenstifte tauschen, also waren sie wohl meine
Zu dieser Zeit begann ich hungrig zu sein
Als ich nach Hause kam stahl ich Essen aus der Speisekammer und aß es auf meinem Zimmer-
Aber Mama hat es immer herausgefunden
Und ich habe mich deswegen wirklich schlecht gefühlt, also habe ich aufgehört, das zu tun
Jetzt tue ich alles, was ich kann, um gut zu sein

Ich trainiere mit meiner Mutter und passe auf,
dass ich nicht viel esse und ich bekomme Kleidung,
die mich klein aussehen lässt

Ich weiß nicht, warum

Das ist genau die Art und Weise, wie ich die Dinge machen muss

Ich schätze, es gibt einige Körper, die falsch sind und einige, die nicht falsch sind

Und ich schätze, ich wurde einfach mit dem falschen Körpertyp geboren ”

LAUREN BRERETON[40]

Wann war das erste Mal, dass Sie erkannt haben, dass Ihr Körper anders ist als der Körper ihrer Freunde? Wie haben Sie sich dabei gefühlt? Wurden Sie als Kind gemobbt? Haben Ihre Eltern oder Verwandten Kommentare über Ihren Körper abgegeben oder Ihre Ernährung eingeschränkt und Sie als Kind oder Teenager auf eine Diät gesetzt? War das Kleiderkaufen schwieriger? War es schwieriger, in der Welt zu sitzen und sich zu bewegen, weil die Orte nicht zu Ihnen passten? Wurden Sie in der Arztpraxis respektlos

[40] Gedicht (ohne Titel) mit freundlicher Genehmigung von Lauren Brereton.

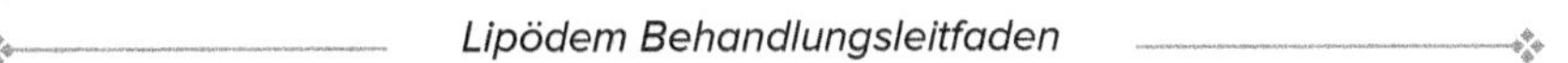

behandelt? War es schwieriger, sich zu verabreden? War Bewegung schwieriger? Fühlen Sie sich mit Ihrem Körper verbunden? Wie hat es Ihr Vertrauen in Ihren Körper beeinflusst?

Nehmen Sie sich einen Moment Zeit, um die folgenden Leerzeilen auszufüllen..

Ich erinnere mich ...

____

____

____

Ich erinnere mich ...

____

____

____

Ich erinnere mich ...

____

____

____

Mit der Inspiration durch den Neurowissenschaftler Mark Waldman können Sie eine Liste negativer Gedanken und Ideen erstellen und diese in diesem Buch sicher aufbewahren. C.R.A.P. ist ein hilfreiches (und amüsantes!) Akronym dafür. Waldman erklärt mehr in diesem Facebook-Post: https://www.facebook.com/neurowisdom/posts/136896696659244.

Was sind Ihre Konflikte, Hindernisse, Ängste und andere Probleme (Aus dem Englischen: Conflicts, Resistances, Anxieties, Problems. Crap bedeutet soviel wie „Mist")?

____

____

____

____

____

____

____

____

____

____

____

Ist es schwer, diese Gedanken zu akzeptieren? Tara Brach sagt, dass "ein Missverständnis darin besteht, dass Akzeptanz und Mitgefühl auf Duldung, Selbstzufriedenheit oder Resignation hinauslaufen. Im Gegenteil, wahre Akzeptanz ist eine mutige Bereitschaft, sich der Realität so zu stellen, wie sie gerade ist, und Mitgefühl bringt Freundlichkeit in das Leben des Augenblicks. Nur mit dieser radikalen Zulassung und empfindlichen Präsenz können wir mit unserer vollen Intelligenz und aus unserem Herzen heraus agieren."[41]

Mehr Akronyme als Hilfe!

Das Notieren Ihrer C.R.A.P. Liste kann viele starke Gefühle hervorrufen. Ich benutze das Akronym R.A.I.N. (Aus dem Englischen für Recognize = Erkennen, Allow = Erlauben, Investigate = Untersuchen, Natural awareness = natürliches Bewusstsein. Rain bedeutet Regen) von Tara Brach, um mir zu helfen, mit starken Emotionen umzugehen. Brach, eine bekannte Psychologin, Autorin und Lehrerin für Meditation, emotionale Heilung und

[41] Brach, 2018

spirituelles Erwachen, nutzt die folgenden Schritte, um "Menschen zu helfen, Gefühlen der Unsicherheit und Unwürdigkeit zu begegnen". Die Schritte sind:

- **E**rkennen, was vor sich geht
- **E**rlauben der Erfahrung, da zu sein, so wie sie ist;
- **U**ntersuchen Sie mit Freundlichkeit; und entwickeln Sie ein
- **N**atürliches Bewusstsein, das entsteht, wenn man sich nicht mit der Erfahrung identifiziert.[42]

Erfahren Sie mehr und hören Sie eine geführte Meditation mit R.A.I.N. hier: https://www.tarabrach.com/meditation-the-rain-of-self-compassion/.

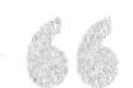

> *Es gibt keine größere Qual, als eine ungezählte Geschichte in dir zu tragen.*
>
> ZORA NEALE HURSTON

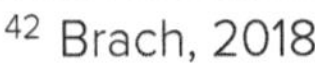

[42] Brach, 2018

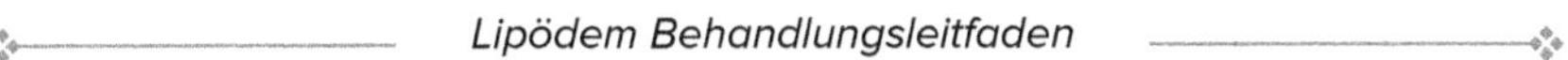

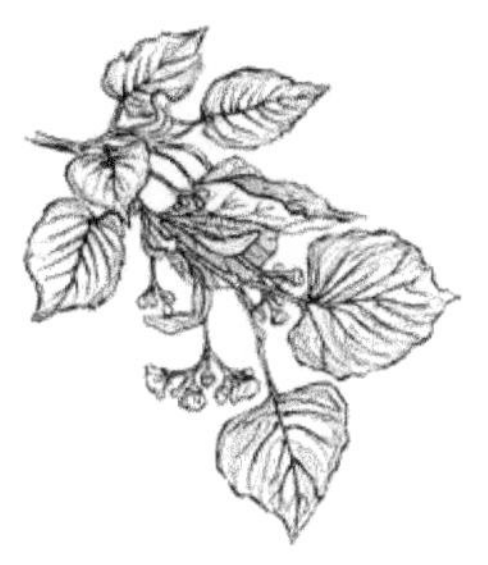

KAPITEL 2

DIE AUSWIRKUNGEN DES LIPÖDEMS

Die Teilnehmer der Big Survey der Lipoedema UK berichteten, dass das Lipödem einen tiefgreifenden und umfassenden Einfluss auf ihre Lebensweise hatte.

- 95% berichteten von Schwierigkeiten beim Kauf von Kleidung.
- 87% gaben an, dass das Lipödem einen negativen Einfluss auf ihre Lebensqualität hatte.
- 86% gaben an, dass ihr Selbstwertgefühl gering ist.
- 83% berichteten, dass sie es vermieden haben, fotografiert zu werden oder dafür gesorgt haben, dass Körperteile nicht auf einem Foto erscheinen.

- 60% gaben an, dass ihr sozials Leben eingeschränkt ist.
- 60% berichteten über Gefühle der Hoffnungslosigkeit
- 50% berichteten über ein eingeschränktes Sexualleben
- 47% berichteten über Schuldgefühle
- 45% berichteten über Essstörungen[43]

Das Lipödem beeinflusst das Leben der Menschen, die es haben, auf verschiedenste Weise. Das Lipödem Fettgewebe selbst stellt gesundheitliche Probleme dar, und die Gesellschaft, in der wir leben, in der die Diskriminierung von Übergewichtigen an der Tagesordnung ist, erschwert es, eine hohe Lebensqualität aufrecht zu erhalten. Als zertifizierte Lymphödemtherapeutin benutze ich keine lymphatische Massage, um Fett abzubauen; ich benutze sie und empfehle andere Maßnahmen, um einige der negativen körperlichen Nebenwirkungen zu reduzieren, die ein Lipödem verursacht.

[43] Fetzer & Fetzer, 2016

Beachten Sie, was das Buch "The New Our Bodies, Ourselves" sagt: „Ein Großteil unserer gesundheitlichen Leiden als dicke Frauen resultiert aus dem Stress des Lebens mit dem Hass dem wir begegnen – soziale Bloßstellung und Feindseligkeit, Isolation, finanzieller Druck durch Diskriminierung am Arbeitsplatz, Mangel an Bewegung aufgrund von Belästigung und, vielleicht am wichtigsten, den Gefahren einer oft wiederholten Diät.[44]

Lernen Sie Teresa Hiatt kennen

Hier sind einige der Arten, wie Teresa Hiatt ein Lipödem erlebt.

Wie fühlt es sich an ein Lipödem zu haben?

Ein Lipödem zu haben fühlt sich an, als wäre ich im Film der Elefantenmann und ich bin die Hauptattraktion. Ich habe das Gefühl, dass es unförmige, abstoßende Körperteile gibt, die mir angewachsen sind, die mich vom Rest der Menschheit trennen und den Verstand der Menschen trüben, so dass sie nur die Mängel

[44] The New Our Bodies, Ourselves, 1992

sehen. Und schlimmer noch, die Menschen sagen mir in Worten und Taten, dass sie mich verurteilen, dass ich allein für diesen Zustand verantwortlich bin. Ihre verschleierten Kommentare und Blicke senden die Botschaft, dass ich eine schreckliche moralische Schwäche und keine Selbstdisziplin oder Stolz auf mich selbst haben muss, um mich so "gehen zu lassen". Ich höre die stille Frage, die durch die Köpfe der Menschen geht, denen ich begegne: Kann man mir wirklich als Freund/Partner/Mitarbeiterin/Liebhaber/Mutter vertrauen, wenn ich es nicht einmal schaffe, mich fit zu halten?

Körperlich fühlt es sich so an, als ob schwere Gewichte an meinen Gliedern befestigt wären, und alles, was ich tun kann, ist sie anzuheben, und sie sind so schmerzhaft; schmerzhaft sie zu bewegen, schmerzhaft sie zu berühren, schmerzhaft sie wachsen zu sehen.

Medizinisch gesehen ist ein Lipödem wie eine Garantie, dass jede einzelne Begegnung mit einem Mediziner eine Konfrontation sein wird. Jedes Gespräch, egal worum es bei dem Besuch geht, beginnt mit: "Du weißt, dass du dich besser fühlen würdest, wenn du abnehmen würdest". Es ist so frustrierend, Methoden finden zu müssen der Befangenheit meinem Gewicht gegenüber zu entgehen um tatsächlichen medizinischen Rat zu erhalten.. Die Liste der verwendeten "Tricks" reicht von Ablenkung ("Ja, Sie haben Recht Herr Hals-Nasen-Ohren-Arzt, ich werde sofort mit einem Gewichtsabnahme-Programm beginnen, aber da das ein Jahr dauern wird, um einen echten Effekt zu zeigen, wie können wir meine Sinus-Infektion heute behandeln?"), über falsche Versprechungen ("Ich werde im nächsten Monat eine Bypassoperation durchführen lassen, Herr Kardiologe, aber lassen Sie uns das Echokardiogramm jetzt machen, da ich sicher bin, dass der Chirurg auch an diesen Ergebnissen interessiert wäre"), bis zum ignorieren der Unwissenden ("Ja", natürlich Frau Endokrinologin, was auch immer Sie sagen, ich werde gleich darauf eingehen, können wir jetzt meine Schilddrüsenwerte überprüfen?").

Ich habe ein paar Ärzte, die ich entweder belehrt habe oder sie haben aufgegeben zu versuchen, Gespräche auf mein Gewicht zu lenken. Ich weiß, dass die medizinische Wissenschaft zu diesem Zeitpunkt deutlich macht, dass Fettleibigkeit tödlich ist, und sie würden nicht ihre Arbeit tun, wenn sie das nicht erwähnen würden. Aber sie ignorieren, dass nicht jede Adipositas mit einer hohen Sterblichkeit verbunden ist. Die Marker der Stoffwechselerkrankungen (Prädiabetes, hohes LDL ["schlechtes Cholesterin"], Bluthochdruck und Hüftumfang) haben einen besseren Kausalzusammenhang zur Sterblichkeit als nur große Hüften und Oberschenkel. Aber die medizinischen Richtlinien unterscheiden nicht, und die Ärzte werden sich keine Zeit nehmen, eine Person **als ganzen Patienten** zu untersuchen, anstatt eine medizinische Diagnose anhand der Körperfigur, die durch die Tür kommt, zu stellen. Ist es in diesem Informationszeitalter wirklich zu viel verlangt, dass Ärzte nur ein wenig mehr über die eigentliche Ursache einer tödlichen Krankheit wissen? Es ist nicht so, dass ich möchte, dass Ärzte mein Gewicht ignorieren; ich möchte, dass sie fragen: "Möchtest du heute über dein Gewicht sprechen?" oder vielleicht "Möchtest du aktuelle Informationen darüber, wie dein Gewicht dich langfristig beeinflussen kann"? Und mir dann keinen Müll aus den 80er erzählen, dass ich eine fettarme Diät benötige.

Wie haben Familie und Freunde auf Ihre Diagnose reagiert? Wie unterstützen sie Sie?

Jeder, der mich jemals im Alter von 20 bis 45 Jahren kannte, wusste, dass ich etwas falsch gemacht hatte. Ich galt als Fanatiker für Lebensmittel (und nicht auf eine gute Weise). Doch sie sahen mich immer größer werden, trotz Bewegung, Diäten und einem körperlich sehr anstrengenden Job. Als ich anfing, die Idee zu verfolgen, dass eine Krankheit im Spiel sein könnte, sagten viele tatsächlich: “Nun, ich wusste, dass etwas nicht stimmt”. Aber auch diese Unterstützung ließ nach, als sich herausstellte, dass es keine Heilung gab. Ich wurde hundertmal gefragt: “Warum gehst du nicht zur Mayo Clinic/Cleveland Clinic/New York/California/ etc. und lässt diese Krankheit behandeln? Wenn sie es diagnostizieren können, muss es doch sicher eine Behandlung geben.” Es hilft nicht, wenn sie Shows wie “My 600-lb Life” ansehen, die Menschen mit Essstörungen, Menschen mit Stoffwechselsyndromen und Menschen mit Lipödem in einen Topf werfen. Jedem in der Show wird gesagt, er solle “weniger essen”, und dann können wir dich mit einer Operation versorgen.

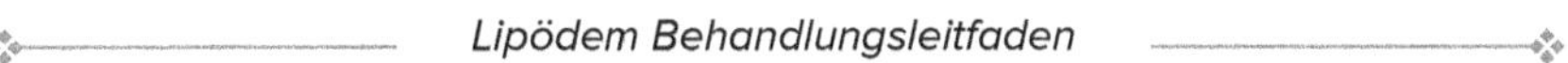

Mein Mann ist fantastisch; auch wenn ich an Mobilität verliere, durch Gehirnnebel verwirrt werde oder mich unaufhörlich über den Schmerz beschwere, unterstützt er mich und versucht, mir zu helfen, alles zu tun, was ich kann, um mein Leben zu normalisieren. Aber der Rest der Familie, Freunde und Bekannten scheinen meine Gewichtsproblematik einfach zu ignorieren (um höflich zu sein, nehme ich an), zumindest mir gegenüber. Meine Mobilitätsprobleme werden so behandelt, als ob ich ein Invalide wäre (was ich werde).

Wie behandeln Sie Ihr Lipödem?

Ich tue alles , aber auch wirklich alles, was auch nur annähernd funktioniert. Ich trockenbürste, ich benutze Schaumstoffrollen, ich benutze ein Fasciablasterwerkzeug, ich trainiere, ich dehne mich, ich nehme Nahrungsergänzungsmittel, ich benutze Opioide (sehr sparsam, da ich keine Toleranz aufbauen will), ich nehme Gabapentin. Ich nehme einmal im Monat an einem Treffen der Selbsthilfegruppe mit anderen Lipödem-Damen teil, was wirklich effektiv ist, weil ich dadurch einen Teil der Depression abgebaut habe, in die ich drohte abzurutschen. Ich bin derzeit für einen monatelangen Prozess angemeldet, um eine medizinische Marihuana-Creme zu erhalten, die Schmerzen lindern soll. Ich versuchte eine Kompressionspumpe für ein paar Monate, aber da ich wenig Flüssigkeitsaufbau hatte, nutzte das nicht viel, außer eine Menge Flüssigkeit in meinen Magenbereich zu verschieben. Ich habe die Nutzung der Pumpe vorerst eingestellt. Ich versuchte auch Kompressionskleidung, aber alles, was ich versuchte, erwies sich als zwecklos, um meinen Gelenkschmerzen und Müdigkeitsproblemen Abhilfe zu verschaffen.

TEIL 2

SELBSTVERSORGUNG BEI LIPÖDEMEN

Gestern war ich clever, also wollte ich die Welt verändern. Heute bin ich weise, also verändere ich mich selbst.

– RUMI

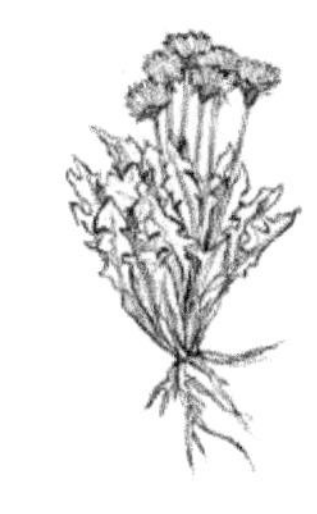

KAPITEL 3

BEHANDLUNGSZIELE FÜR LIPÖDEME

Die Veröffentlichungen „Wounds UK Best Practice Guidelines: The Management of Lipoedema" und „Lipedema: An overview for clinicians" enthalten Leitfäden zu den Behandlungszielen zur Kontrolle der Lipödemsymptomatik.

Reich-Schupke, Altmeyer & Stucker erklären, dass das Ziel konservativer Behandlungen von Lipödemen "die Verbesserung der subjektiven Symptome, die Verhinderung des Fortschreitens des Lipödems und die Verhinderung der Entwicklung des Lipo-Lyödems" sei."[45]

Konservative Behandlung kann einem Klienten mit Lipödem folgendermaßen helfen:

[45] Reich-Schupke, Altmeyer & Stucker, 2012

- Reduzieren von Schmerzen und Entzündungen
- Verbesserung der Selbsthilfepraktiken und Verbesserung der
- lymphatische Pumpe
- Positiver Einfluss auf das psychosoziale Wohlbefinden
- Leitfaden für intuitives Essen
- Mobilität und körperliche Aktivität zu einem angenehmen Erlebnis gestalten.
- Verbesserung der Hautpflege und des Hautschutzes

Eine Operation kann außerdem:

- Fibrosen und Schmerzen reduzieren
- zur Verbesserung der Mobilität beitragen

sekundäre Gelenkprobleme wie Knie- und Hüftarthrose minimieren.[46]

[46] Wounds UK, 2017 und Dayan et al., 2017

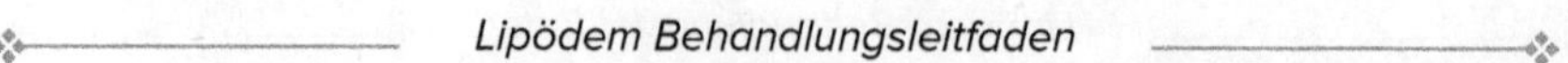

Wenn Sie bequem in meinem Massagestudio sitzen würden, mit einer warmen Tasse Tee, die leise in IhrenHänden dampft, könnten wir ein Gespräch führen und ich könnte Sie persönlich kennenlernen. Dies würde es Ihnen ermöglichen, Vertrauen in mich aufzubauen und meine Behandlungsvorschläge auf Ihre Persönlichkeit und Ihren Lebensstil abzustimmen. Da ich über die Seiten dieses Buches so viele verschiedene Menschen erreiche, muss ich diese Informationen leider verallgemeinern.

Wenn Sie eine persönlichere Herangehensweise haben möchten, habe ich eine lustige Idee, besonders wenn Sie neugierig auf sich selbst sind und gerne Quizfragen beantworten. Steigen Sie online ein und nehmen Sie an diesem Quiz der Autorin von “The Four Tendencies” Gretchen Rubin teil: https://gretchenrubin.com/books/the-four-tendencies/take-the-quiz/.

Rubin hat festgestellt, dass sich “die Menschen in vier Tendenzen gliedern lassen”: Aufrechterhalter, Fragensteller, Unterwürfige und Rebellen. Das Verständnis dieses Rahmens ermöglicht es uns, bessere Entscheidungen zu treffen, Termine einzuhalten,

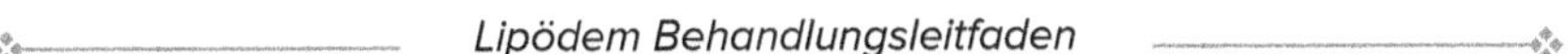

weniger Stress und Burnout zu erleiden und uns effektiver zu engagieren."[47] Herauszufinden, wie Sie mit Erwartungen umgehen, kann Ihnen helfen, Ihre "Tendenz" zu verstehen (ich bin ein Fragesteller) und das Verständnis Ihrer Tendenz kann Ihnen helfen, eine Abkürzung über all die allgemeinen Gesundheitsberatungen hinaus zu nehmen, die Sie bisher jahrzehntelang erhalten haben und den besten Weg zu finden, um das eigene Wohlbefinden zu steuern. Erinnern Sie sich an Ihre Intuition? Sie sind der Experte, wenn es darum geht, was für Ihren Körper funktioniert, nicht ein Arzt, eine Website oder ein Diätbuch.

Wenn Sie ein Aufrechterhalter sind, verstehen Sie, dass Sie von denen frustriert sein können, die Ihre Erwartungen nicht erfüllen, einschließlich Ärzten und medizinischem Fachpersonal, die nicht genug über Lipödeme wissen. Ein Aufrechterhalter könnte sagen: "Disziplin ist meine Freiheit".

Wenn Sie ein Fragesteller sind, könnten Sie die Ressourcen in den umfangreichen Endnoten dieses

[47] Rubin, o.D.

Buches lieben. Ich lade Sie ein, einzutauchen und einen Blick auf die Forschung zu werfen, um Ihnen zu helfen, zu entscheiden, welche Tipps Sie ausprobieren wollen. Als Mitfragender möchte ich Sie daran erinnern, auf die "Analyselähmung" zu achten – die Tendenz, nicht zu handeln, weil wir nicht alle unsere Fragen vollständig beantwortet bekommen haben.

Wenn Sie ein Unterwürfiger sind, kann es schwierig sein, die Ideen in diesem Buch umzusetzen, ohne jemand anderem Rechenschaft ablegen zu müssen. Allein das zu verstehen, ist ein großer Schritt nach vorne. Sie können für alle anderen da sein, aber es ist so schwer, Versprechen an sich selbst zu halten! Ich habe viele Studien und de Erfahrungsaustausch mit anderen Menschen mit Lipödem miteinbezogen, aber allein das Lesen wird Sie nicht zum Handeln motivieren. Sie werden mehr Erfolg haben, wenn Sie Wege finden, wie andere Sie überprüfenkönnen, um zu sehen, ob Sie Ihren Wellness-Praktiken folgen, zB. bezüglich der Punkte "Einhaltung, Planung, Fristeinhaltungen, Erinnerungen" und anderen Formen der Verantwortlichkeit.[48]

[48] Schwabel, 2017

Als je een rebel bent, lees dit boek dan wanneer je wil en volgens je eigen schema. Een van mijn favoriete langdurige cliënten heeft nog nooit mijn eerste boek gelezen. Hier lachen we weleens over. Rebellen doen het goed wanneer de acties die zij uitvoeren kenmerkend zijn voor wie zij zijn als persoon.

Wer kann helfen?

Es ist wichtig, das Bewusstsein für Lipödeme nicht nur bei Ärzten und Spezialisten zu verbreiten. Siebenundsechzig Prozent der Menschen, die an der Big Survey von The Lipoedema UK teilgenommen haben, gaben an, dass sie ihre Symptome vor der Diagnose mit anderem medizinischen Fachpersona , wie z.B. einer Krankenschwester oder einem Masseur, besprochen haben. Die Umfrage ergab, dass Menschen mit Lipödem dachten Lymphödemschwestern/Kliniken und das Internet waren "die nützlichsten Informationsquellen für die Behandlung von Lipödemen."[49]

[49] Fetzer & Fetzer, 2016

Also, was KÖNNEN wir tun? Sucht nach den Helfern. Erinnern Sie sich an den berühmten Rat, den Mr. Rogers mit Kindern teilte, die sich nach einer Katastrophe hilflos fühlten? Mr. Rogers sagte, seine Mutter habe ihm immer gesagt, er solle "nach den Helfern suchen". Es wird immer Helfer geben." Dieser Ratschlag kann sich bei Lipödemen als richtig erweisen, obwohl das größte Hindernis oft darin besteht, eine medizinische Fachkraft zu finden, die mit der Erkrankung vertraut ist.

Wer sind meine Helfer? Das Lipödem interessierte mich zunächst aufgrund der harten Arbeit von zwei wunderbaren Menschen – Günter Klose, der auf den Klose Lymphödem-Konferenzen Vorträge über die Krankheit hält, und Catherine Seo, die sehr hart daran gearbeitet hat, Informationen über das Internet an die Öffentlichkeit zu bringen. Catherine Seo bietet ein Programm namens MasterClass BEYOND LIPEDEMA an, das Ratschläge zur Behandlung und Veränderung von Lipödemen in 5 Bereichen anbietet — physisch, mental/psychologisch, emotional, spirituell und sozial. Mehr erfahren Sie hier: https://masterclass.lipedema-simplified.org/.

Die “Wounds UK Best Practice Guidelines: The Management of Lipoedeem” bietet folgende Ratschläge an, um einen Experten zu finden, der Ihnen bei den Symptomen des Lipödems Hilfe bieten kann:

An wen Sie sich wenden können, um Hilfe zu erhalten?

Bei **Gewebevergrößerung, Ödem, Schmerzen, Berührungsempfindlichkeit**: Einen Lipödem-/ Lymphödem-Spezialisten aufsuchen.

Bei **Gangschwierigkeiten, Muskelschwäche** oder **Gelenkschmerzen**: Einen Physiotherapeuten aufsuchen.

Bei **Mobilitätsproblemen, Schwierigkeiten im Alltag**: Einen Ergotherapeuten aufsuchen.

Für Ratschläge und Aufklärung über **intuitives Essen, Essstörungen, Nahrungsergänzungsmittel** oder **Diabetes:** suchen Sie einen Ernährungsberater auf.

Für **Plattfüße** oder **Gangschwierigkeiten**: einen Podologen aufsuchen

Für **unkontrollierbare/chronische Schmerzen**: eine Schmerzklinik aufsuchen.[50]

Wie man einen Arzt aufsucht

Ich wusste, dass ich einen Abschnitt darüber einbauen wollte, wie man einen Arzt besucht, nachdem ich eine Geschichte nach der anderen in Lipödem Facebookgruppen gelesen habe von Leuten „die von Ärtzen ignoriert, belächelt oder abgewiesen wurden. Ich werde Tipps zu drei Arten von Situationen geben:

Wenn Sie wegen einer akuten Krankheit behandelt, und nicht mit einem Diätplan nach Hause geschickt werden müssen.

Wenn Sie aufgrund Ihrer eigenen Nachforschung nach speziellen Tests fragen müssen und dadurch die Verantwortung für Ihre eigene Gesundheit übernehmen.

Wenn Sie die Diagnose eines Lipödems benötigen.

[50] Wounds UK, 2017

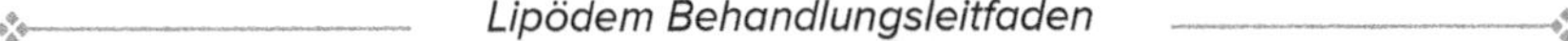

Was Sie sagen sollten, wenn Sie Ihre Krankheit behandeln lassen wollen, nicht Ihr Gewicht: Ideen für Verhandlungen mit Ihrem Arzt

Verhandeln ist für viele Menschen ein beängstigendes Wort, aber Verhandeln bedeutet nur, zu einer Einigung zu kommen, und die besten Verhandlungen sind Win-Win-Situationen. In einer Gesundheitssituation sollten sowohl Sie als auch Ihr Arzt das gleiche Ziel haben: die Verbesserung und/oder Erhaltung Ihrer Gesundheit. Es ist eine Win-Win-Situation, wenn Sie Ihrem Arzt vertrauen und mit ihm zusammenarbeiten können, um Ihre Gesundheit zu erhalten, und Ihr Arzt Ihnen die höchste Qualität der medizinischen Versorgung bieten kann.

Die gefährliche Realität ist, dass viel zu viele Amerikaner den Besuch bei ihrem Arzt wegen der Angst vor der Art und Weise, wie sie behandelt werden, verschieben. Die ideale Lösung wäre, dass jeder einzelne Arzt in der Behandlung von Lipödemen und in der mitfühlenden evidenzbasierten Versorgung von Patienten jeder Größe umfassend geschult wird. Die perfekte Situation wäre, dass jeder Arzt die akute Krankheit behandeln würde, anstatt sich ausschließlich auf den

Gewichtsverlust eines Patienten durch die Ernährung zu konzentrieren.

Das ist das großes Ziel, aber wie können wir uns HEUTE helfen?

Seien Sie bereit, Ihren Arzt zu wechseln.

Wenn Ihr Arzt mehr daran interessiert ist, eine Diät zu verschreiben, als Ihre aktuelle Sorge zu behandeln, wechseln Sie ihn. Sie verdienen einen Arzt, der Ihnen die gleiche Sorgfalt entgegenbringt, die einer dünnen Person entgegenbringt. Wenn Sie mit Ihrem Arzt verhandeln und das Vertrauen aufbauen können, dass Sie ein unvoreingenommenes Versorgungsniveau erhalten, dann bauen Sie auf dieses Bündnis auf. Wenn nicht, dann entlassen Sie Ihren Arzt. Was nützt ein Arzt, bei dem Sie sich vor einem Termin fürchten?

Mara Nesbitt hat Ratschläge für die Arztwahl. Bevor Sie zustimmen, jemanden Ihren Arzt sein zu lassen, schlägt sie vor, zwei Fragen zu stellen: "Glauben Sie, dass eine Person sowohl dick als auch gesund sein kann?" und "fühlen Sie sich unwohl dabei, eine dicke

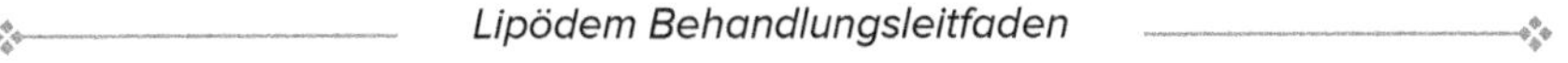

Person zu berühren.[51] Lesen Sie ihren ganzen Artikel über die Arztwahl hier: http://cat-and-dragon.com/stef/fat/nesbitt.html.

Wie können Sie das Gespräch beginnen? Diesen Brief von Linda Bacon, PhD, Forscherin und Autorin von Body Respect and Health at Every Size zu verwenden, ist ein guter Anfang: "Gesundheitsdienstleister: Sensible Pflege für Menschen jeder Größe" https://lindabacon.org/HAESbook/pdf_files/HAES_Providing%20Sensitive%20Care.pdf.

Hanne Blank hatte Erfolg damit, einen kurzen Brief an ihren Arzt zu schreiben und Kopie in ihrer Krankenakte beizufügen, sowie ihren Arzt diesen beim ersten Treffen lesen zu lassen. Lesen Sie ihren Brief hier: http://cat-and-dragon.com/stef/fat/hanne.html.

Ragen Chastain, eine ACE-zertifizierte Gesundheitscoachexpertin, hat ein großartiges Werkzeug erfunden, welches die Menschen im Umgang mit ihren Ärzten nutzen können. Ihr "Arztpraxis Überlebenskit" enthält Informationen über HAES und wurde entwickelt, um

[51] Nesbitt, o.D.

Ihrem Arzt zur Verfügung gestellt zu werden, um das Gespräch von einer Diät zur Gewichtsabnahme auf die jeweilige Krankheit zu lenken. Das Kit finden Sie hier: https://danceswithfat.wordpress.com/com/2013/04/01/what-to-say-at-the-doctors-office.

Die National Association to Advance Fat Acceptance (NAAFA) hat eine wunderbare Publikation mit dem Titel "Guidelines für Therapeuten, die übergewichtige Patienten behandeln", von Barbara Altman Bruno, Ph.D., ACSW, und Debora Burgard, Ph.D. Sehen Sie diese hier: https://www.naafaonline.com/dev2/about/Brochures/NAAFA_Guidelines_for_Therapists.pdf.

Wenn Sie einen Arzt haben, der auf Ihre Bedenken hört, sollten Sie die Zusammenarbeit mit diesem Arzt in Betracht ziehen, um Ihre Lebensqualität auch in anderen Bereichen Ihres Lebens zu erhöhen. Gewichtsdiskriminierung geschieht nicht nur in der Arztpraxis, sondern in unserer gesamten Gesellschaft. Sutin et al. fanden heraus, dass "Diskriminierung aufgrund des Gewichts eine belastende soziale Erfahrung ist, die mit einem Rückgang der körperlichen und geistigen Gesundheit verbunden ist"

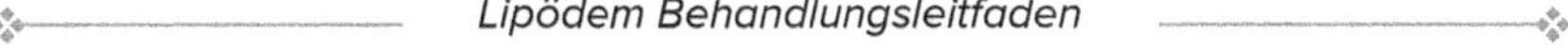

und "Gewichtsdiskriminierung die Lebenserwartung verkürzen kann."[52]

Hier sind einige Taktiken, um Ihren Arzt in Ihre Kampagne zur Bekämpfung der Gewichtsdiskriminierung einzubeziehen:

Kann Ihr Arzt einen Brief schreiben, indem er andere Mediziner dazu anhält Ihren BMI zu ignorieren, wenn es um Ihre medizinische Beratung und Behandlung geht?

Kann Ihr Arzt einen Brief an Familienmitglieder schreiben, in dem er darum bittet, dass sie den Gesundheitsplan unterstützen, den Sie mit Ihrem Arzt erarbeitet haben? Sogar ein Brief von Ihnen an Ihre Lieben kann ein Gespräch initiieren. Lesen Sie hier die Version von Linda Bacon: https://lindabacon.org/HAESbook/pdf_files/HAES_For-Friends-and-Family.pdf.

Auch, vor Ihrem Termin, lesenwert ist Linda Specks Brief "Eine Nachricht an Menschen die eine Krankheit

---

[52] Sutin, Stephan & Terracciano, 2015

haben, für die Ihr Gewicht verantwortlich gemacht wird.[53]

Was soll man dem Arzt sagen, wenn man zusätzliche Tests veranlasst haben möchte?

Die erste Hürde kann darin bestehen, den Arzt zu überzeugen, dass Sie die durchgeführten Tests benötigen. Maya Dusenbery, Autorin von “Doing Harm: The Truth About How Bad Medicine and Lazy Science Leave Women Dismissed, Misdiagnosed, and Sick” sagt “es scheint, als gäbe es ein Stereotyp für jede Art von Frau. Wenn sie hochgebildet und privilegiert in Bezug auf Rasse, Klasse und Bildung ist, wären diese Privilegien natürlich von Vorteil, werden aber in irgendeiner Weise gegen sie verwendet. Sie könnte als dominanter Patient wirken, der zu viel Zeit auf WebMD verbringt.”[54] Es sind nicht nur Frauen. Menschen aller Geschlechter werden vom Patriarchat unterdrückt.

[53] https://lindabacon.org/HAESbook/pdf_files/HAES_Message%20for%20People%20with%20Disease.pdf

[54] Butera, 2018

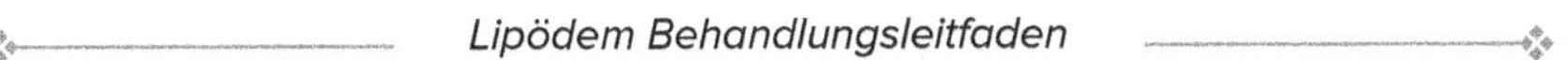

Maggie McCarey teilt ihre Technik für die Kommunikation mit ihrem Arzt im Blogbeitrag "Primary Penny". McCarey leistet eine großartige Arbeit, indem sie ihrem Arzt hilft, ein logisches Argument für die Anordnung der Tests zu liefern, die sie auf Grundlage ihrer Forschung haben möchte. Dies ist der Schlüssel — wenn der Arzt bereit ist, mit Ihnen zusammenzuarbeiten, aber befürchtet, dass Ihre Versicherung nicht erstattet, dann konzentrieren Sie sich darauf, dem Arzt zu helfen, das Argument für die Erstattung zu finden. Lesen Sie hier den Blogbeitrag von McCarey: http://lipeseblog.blogspot.com/2013/06/primary-penny.html.

Was Sie Ihrem Arzt sagen sollten, wenn Sie die Diagnose eines Lipödems wünschen?

Dr. John Bartholomew stellt die Seite der Fat Bias vor, gibt Tipps, wie man mit einem Arzt über Lipödeme spricht und bietet Hilfestellungen an, um über das Gespräch "Gewicht verlieren" hinauszugehen, das in dieser Präsentation auf der Fat Disorders Resource Society 2016 Konferenz aufgenommen wurde: https://youtu.be/rWSaQjw9Fv4.

Es gibt auch mehrere Ressourcen für Ärzte, die sich über das Lipödem informieren möchten. Dr. Bartholomew hat hier einen Artikel für Ärzte zur Erkennung von Lipödemen: https://consultqd.clevelandclinic.org/2015/06/making-a-definitive-diagnosis-of-lipedema/. Eine weitere große Ressource ist das Buch "Lipedema: An Overview for Clinicians," die bei Amazon erhältlich ist.

Wenn der Arzt keine Anzeichen dafür zeigt, dass er etwas über Lipödeme erfahren möchte, finden Sie einen Arzt im Lipedema Provider Directory des Lipedema Project unter http://lipedemaproject.org/.

Konservative (nicht-chirurgische) Behandlungen bei Lipödemen

Was können konservative (nicht-chirurgische) Behandlungen bewirken? Konservative Behandlungen können Schmerzen und Entzündungen lindern, den Schlaf verbessern, Selbsthilfepraktiken optimieren und die Lymphpumpe verbessern, Mobilität und körperliche Aktivität zu einem angenehmen Erlebnis gestalten, das psychosoziale Wohlbefinden beeinflussen, intuitives

Essen anleiten und die Hautpflege und deren Schutz verbessern. Wir werden jedes dieser Behandlungsziele in den folgenden Kapiteln detailliert untersuchen.

Was konservative Behandlungen nicht leisten können, ist die dauerhafte Reduzierung des Lipödemfetts oder die Heilung der Erkrankung. Sie können im Internet lesen, dass Nahrungsergänzung oder Gewichtsabnahme oder eine Massage das Lipödem heilen können. Ich persönlich habe kein einziges Beispiel dafür gesehen. Die Methoden, die ich in diesem Buch umreiße, sind Werkzeuge zur Kontrolle der chronischen Symptome, die durch Lipödeme verursacht werden. Das ist es, was Lipödempatientin und Verfechterin Polly Armour NMV ("non-mirror victories = Erfolg ohne Spiegel") nennt, ähnlich dem populären Begriff NSV, oder "non scale victories = Erfolg ohne Waage". Diese Änderungen machen es leichter mit einem Lipödem zu leben, obwohl sie möglicherweise nicht auf einer Waage oder in einem Spiegel sichtbar sind.[55]

[55] Armour, 2018

Meine Behandlungsziele bei Lipödemen:

____

____

____

Lernen Sie A'ndrea Reiter kennen

Hier sind einige Arten, wie A'ndrea Reiter ein Lipödem erlebt.

Wie fühlt sich ein Lipödem an?

Extreme Schwere in den Beinen seit ich 10 Jahre alt war und in den letzten vier Jahren: Gelenkschmerzen seit sich mein Gang in ein Watscheln verwandelte, ein stechendes Gefühl in meinen Füßen, wenn ich mehr als 15 Minuten gehe. Schnelles Fortschreiten, nachdem ich 35 Jahre alt wurde, deprimierend, konnte keine meiner Jacken mehr tragen.

Wie haben Familie und Freunde auf Ihre Diagnose reagiert? Wie unterstützen sie Sie?

Die Familie war für mich erleichternd und sehr unterstützend. Die Frauen auf der Seite meiner Mutter, zumindest bis zu meiner Urgroßmutter, hatten es alle, obwohl wir zu der Zeit nicht wussten, was es zwar. Mein Mann war unterstützend, aber ich glaube nicht, dass er glaubte, dass es so schlimm war, wie ich es sagte, bis er mit mir zum Chirurgen nach Deutschland kam und sie einen Ultraschall machten, der den Unterschied zwischen dem normalen Fett und dem Lipödem zeigte und es aussah, wie eine Hülle um meinen Körper herum. Seit diesem Moment an ist er voll an Bord und war eine bemerkenswerte Krankenschwester während meiner letzten drei Operationen.

Wie behandeln Sie Ihr Lipödem?

Öle, Rebounder, Bäder, Hochlegen, Kompression, Essen von lmyphfreundlichen Lebensmittel wie Brokkoli, Blumenkohl und Paranüsse, Akupunktur und Reiki. Die Öle, die ich für den Lymphabfluss bei Lipödemen verwende, sind Zypresse und Wacholder – 7-10 Tropfen von jedem in einem Bad. Einige Leute benutzen es auch beim Trockenbürsten.

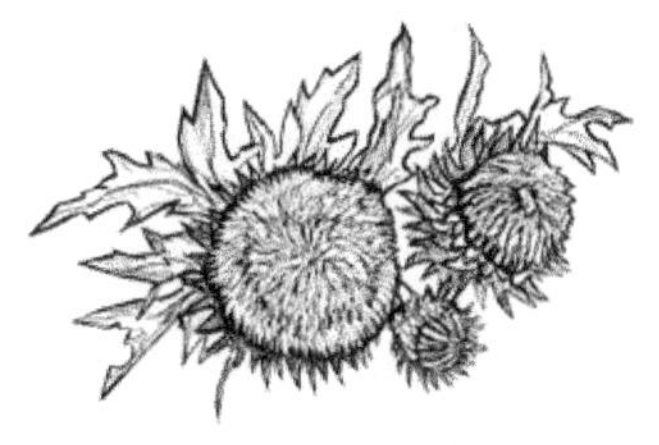

KAPITEL 4

REDUZIERUNG VON SCHMERZEN UND ENTZÜNDUNGEN

Als zertifizierte Lymphödemtherapeutin freue ich mich über die Möglichkeit, bei Patienten mit Lipödemen zur Schmerzlinderung beizutragen. Die manuelle Lymphdrainage wurde entwickelt, um Lymphflüssigkeit zu bewegen, aber ich habe auch gesehen, wie diese sanfte Massage das sympathische Nervensystem beruhigt und Nervenschmerzen und Empfindlichkeit reduziert.

Warum tut das Lipödem weh?

Herbst et al. fanden in einer Chart-Review-Studie heraus, dass "bei 89,7%" der Patienten mit Lipödemen täglich Schmerzen aufgetreten sind."[56] Warum tut

[56] Herbst et al., 2015

ein Lipödem weh? Laut Warren, Peled & Kappos, "ist die Hautüberempfindlichkeit bei Berührung bei Lipödempatienten schwer zu erklären und zu behandeln. Es ist unbekannt, ob eine Überempfindlichkeit durch nozizeptiven Schmerz [durch beschädigtes Gewebe] neuropathischen Schmerzen[durch geschädigten Nerven] oder zentrale Sensibilisierung[durch ein hochreaktives Nervensystem], verursacht wird, was eine optimale und effektive Behandlung schierig macht."[57] Ehrlich et al. behaupten, dass "Nervenschäden und Schmerzen in Bereichen, die von Lipödemen betroffen sind, auf Durchblutungsstörungen, mangelnd ausreichende Blutversorgung für vergrößerte Fettzellen, mechanische Kräfte aus Ödemen und Fettexpansion sowie Entzündungen zurückzuführen sind."[58]

Warum gibt es keine Pille oder Spritze, die diesen Schmerz ein für allemal stoppen kann? Menschen mit "typischem" Fett fühlen keine Schmerzen bei der geringsten Berührung!

---

[57] Warren, Peled & Kappos, 2016

[58] Ehrlich et al., 2016

In der Tat, "was an einem Problem normalerweise schwierig ist, ist, dass man oft eine ganz andere Perspektive einnehmen muss als das, was konventionell ist". Das war Ronald Davis' Antwort auf eine Frage zur Erforschung chronischer Krankheiten. Davis, Professor für Biochemie & Genetik und Direktor des Genome Technology Center an der Stanford University, war einer der Wissenschaftler, die im brillanten Dokumentarfilm Unrest.[59] 2017 vorgestellt wurden.

Ich werde Behandlungen vorstellen, die sowohl akzeptiert als auch umstritten sind und die helfen können, Schmerzen und Entzündungen zu reduzieren, einschließlich:

- Manuelle Lymphdrainage (MLD)
- Instrumentengestützte Weichteilmobilisation (IASTM) und andere druckbasierte Behandlungen wie FasciaBlaster, Tui Na und Tiger Tail.
- Kompressionskleidung

59 Brea, 2017

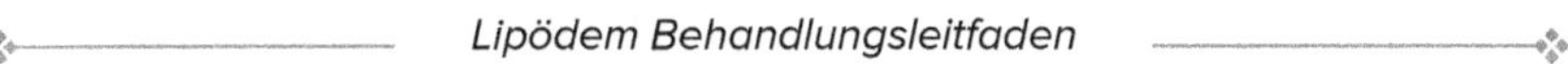

- Schröpfen
- Sport Taping
- Tiefenschwingung
- Kavitations- und Stoßwellentherapie
- Zyklische Variationen in der adaptiven Konditionierung
- (CVAC)
- Vagusnervstimulation
- Biofeedback
- Meditation bei starken Schmerzen
- Bittersalzbäder
- Hydrotherapie
- Respekt
- Nahrungsergänzungsmittel
- Natürliche Heilmittel bei Schmerzen und Schwellung

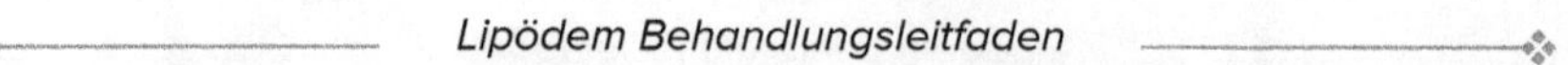

Ich möchte anmerken, dass Schmerzen und Entzündungen oft Botenstoffe sind, nicht das eigentliche Problem. Behandlungen sollten an die Wurzel des Problems gehen, nicht nur einen Schmerz- oder Entzündungspfad blockieren. Ihre Mission ist es, Ihr eigenes Heilungspotential zu aktivieren und durch Versuch und Irrtum die Behandlungen zu finden, die für Sie geeignet sind.

Wie aufregend! Machen wir unsere Textmarker bereit und beginnen wir zu experimentieren! Aber bevor wir zu den Behandlungen kommen, möchte ich, dass Sie sich ein paar Minuten Zeit nehmen, um Ihre Antworten auf die folgenden Fragen auf Papier zu bringen.

Erzählen Sie mir von den Symptomen, mit denen Sie bei einem Lipödem zu kämpfen haben?

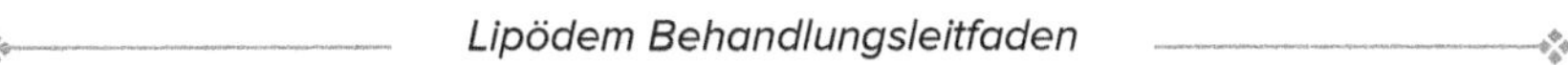

Erzählen Sie mir, was Sie zu einem Freund sagen würden, wenn er die gleichen Kämpfe zu kämpfen hätte?

____

____

____

Haben Menschen auf der ganzen Welt mit Lipödemen die gleichen Probleme?

____

____

____

Wie man die Tipps ausprobiert?

Ich empfehle Ihnen, ein tägliches Protokoll Ihrer Schmerzen einen Monat lang anzufertigen, während Sie diese Tipps ausprobieren. Listen Sie Ihre Schmerzstufe auf einer Skala von 1-10 jeden Tag zur gleichen Zeit auf und notieren Sie, welche Behandlungen Sie zu Ihrer Eigenhilfe angewandt haben. Ich weiß, dass bei einigen Menschen mit chronischen Schmerzen die Schmerzgrenze routinemäßig bei 7-10 liegt. Wenn Sie bei einer 9 sind, ist das Absenken auf eine 7 ein großer

Fortschritt! Das Führen eines täglichen Protokolls lässt Sie die Änderungen bemerken und hoffentlich herausfinden, welche Behandlungen am besten für Ihren Körper funktionieren.

Die Antworten auf Fragen wie “Was sind deine Schmerzauslöser” und “Was führt zu Ihren Schmerzen?” kann Ihnen auch helfen, schmerzhafte Ereignisse zu vermeiden oder zumindest zu kontrollieren. Einige Leute mögen es, ein Schmerztagebuch in einer Tabelle oder auf Papier zu führen. Es gibt auch kostenlose Smartphone-Apps, um Schmerzen über einen längeren Zeitraum zu verfolgen.

Manuelle Lymphdrainage (MLD)

Die Manuelle Lymphdrainage-Massage (MLD) ist eine ausgezeichnete Behandlung, sowohl bei Schmerzen, als auch bei Schwellungen. MLD wird besonders als Teil der Genesung nach einer Fettabsaugung empfohlen, um Schwellungen in den Beinen zu reduzieren. 85 Prozent der in der Lipoedema UK Big Survey befragten Personen, die MLD wegen ihrer Lipödemsymptome

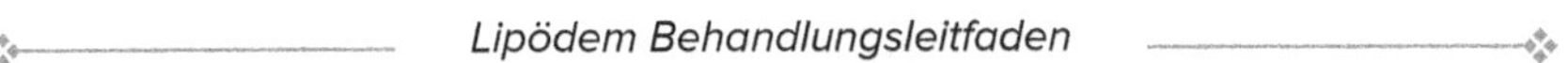

ausprobiert haben, fanden es "irgendwie zu effektiv.[60] In "Specialist approaches to managing lipoedema" warnt Amy Fetzer davor, dass "wie bei der Kompression die Wirkung von MLD nicht dauerhaft ist, sondern einige Tage bis zu einer Woche, vor der Rückkehr des Ödems, anhält". Das bedeutet, dass MLD regelmäßig, idealerweise täglich, ein Leben lang durchgeführt werden müsste."[61]

Die Realität ist, dass einige Menschen mit Lipödem feststellen, dass die MLD-Massage effektiv ist, während andere keine Veränderungen sehen. Dies kann auf die Schwere des Lipödems und die Existenz von mehr als einer Art von Lipödemen zurückzuführen sein. Erinnern Sie sich, dass van Geest et al. feststellten, dass der subkutane lymphatische Transport beim Typus rusticanus Moncorps[62] und Langendoen et al. niedriger war, dass Menschen mit Typus rusticanus Moncorps "in jüngeren Jahren schwerwiegendere Beschwerden haben, insbesondere einen dumpfen spontanen Schmerz in den Beinen, der am Ende des Tages am

---

[60] Fetzer & Fetzer, 2016

[61] Fetzer, 2016

[62] Van Geest et al., 2003

stärksten ausgeprägt ist und der Symptomen einer chronischen venösen Insuffizienz ohne Krampfadern ähneln kann."[63] MLD-Massage ist nur wirksam bei der Reduzierung von Ödemen und nicht von Lipödemen. Wenn Sie keine Ödemsymptome haben, ist MLD nur eine schöne, aber teure Massage zur Entspannung und Schmerzlinderung.

Was ist mit Cellulite?

Ich dachte, ich hätte mein ganzes Leben lang Recht mit Cellulite, bis ich tatsächlich die Forschungsergebnisse über die Krankheit las. Es ist nunmal eine Tatsache im Lebens von vielen Menschen, jeder hat welche, wir müssen uns in unserem Körper wohler fühlen, richtig? Dr. Herbst sagt, dass "die Pathophysiologie der Cellulite-Entwicklung ähnlich ist wie beim Lipödem"[64] und Godoy et al. glauben, dass Cellulite das Lipödem beeinflusst, indem er sagt: "Cellulite kann einen erschwerenden Faktor für Erhöhungen[in] der Perimetrie der Beine und des Bauches von Patienten mit Lipödem darstellen, wobei die Stimulation des lymphatischen Systems

[63] Langendoen et al., 2009

[64] Herbst, 2012

in der Behandlung angezeigt ist", da Lipödeme und Cellulite "ähnliche erschwerende, pathophysiologische Mechanismen haben.[65] Tatsächlich gibt es eine Behandlungen für Cellulite, aber die Behandlung, um das Auftreten von Cellulite tatsächlich zu reduzieren, kann für viele zu zeitaufwendig sein. Godoy & Godoy verwendeten ein Protokoll von zehn Sitzungen über zwei Wochen, wobei jede neunzigminütige Sitzung aus einer Mischung aus manueller und mechanischer Lymphdrainage und zervikaler Stimulation mit der Godoy and Godoy Technik bestand.[66]

Wenn Sie MLD bei Lipödemen ausprobieren möchten, würde ich Ihnen empfehlen, eine Sitzung mit jemandem zu buchen, der Erfahrung in der Behandlung von Lymphödemen hat. Es gibt keine Gesetze, die Mindestausbildungsniveaus für jemanden vorschreiben, der dafür wirbt, dass er "Lymphmassagen" anbietet, also seien Sie als Kunde wachsam. Ein zertifizierter Lymphödemtherapeut sollte in der Lage sein, sowohl MLD anzuwenden, als auch Klienten

---

[65] Godoy et al., 2013

[66] Godoy & Godoy, 2011

anzuleiten, wie sie regelmäßig eine Selbst-MLD durchführen können.

Instrumentengestützte Weichteilmobilisation, Gua Sha und die Graston-Technik

Instrument Assisted Soft Tissue Mobilization (IASTM) ist "eine Gua Sha-ähnliche Behandlung", mit der "Faszienbeeinträchtigungen erkannt und behandelt, eine schnelle Lokalisation gefördert und Bereiche mit Weichteilfibrose, chronischer Entzündung oder Degeneration effektiv behandelt werden könne."[67] Eine Studie an gesunden Probanden ohne Lipödem ergab, dass Gua Sha, eine traditionelle chinesische Hautkratzbehandlung, "das Blutperfusionsvolumen signifikant verbessern und die Temperatur im Kratzgebiet erhöhen kann, wodurch die lokale Durchblutung und der Energiestoffwechsel gefördert werden."[68] IASTM und Gua Sha sind zwei separate Techniken, die eine Weiterbildung erfordern.

---

[67] Instrument Assisted Soft Tissue Mobilization, 2017

[68] Xu et al., 2012

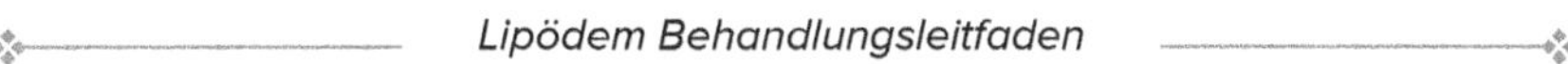

Anfangs zögerte ich wirklich, IASTM oder die Graston-Technik, eine ähnliche Therapie, in dieses Buch aufzunehmen. Als ich meine Kollegen von den Certified Lymphedema Therapists nach ihren Ansichten fragte, stellte ich schnell fest, dass wir stark in zwei Lager gespalten sind. Einige halten es für die falsche Behandlung – zu viel Druck, der auch zu stark ist, ohne bekannte Langzeitwirkungen. Einige waren neugierig, weil sie noch nie von der Verwendung von Graston oder IASTM auf diese Weise gehört haben, und andere finden, dass ihre Patienten wirklich davon profitieren. Das TREAT-Programm des College of Medicine Tucson empfiehlt die Graston-Technik, IASTM und Tui Na (siehe "FasciaBlaster, Tiger Tail und Tui Na" weiter unten) als mögliche Therapien zur Unterstützung bei Fibrose.[69]

Dr. Andrea Brennan, post-professionelle Doktorin der Ergotherapie und zertifizierte Lymphödem Therapeutin, arbeitet mit Lipödempatienten. Sie empfiehlt Therapeuten, die daran interessiert sind, tiefere Techniken bei Lipödempatienten anzuwenden und diese über die Ursachen und das mögliche Ergebnis

[69] Treatments and Therapies, o.D.

zu informieren. Darüber hinaus, dem Patienten zuzuhören und seiner Führung zu folgen, wenn es darum geht die Schmerzstelle zu lokalisieren und eine solche Behandlung zu tolerieren. Ihre Patienten hatten Erfolg bei der Reduzierung ihrer Schmerzen nach tieferen Behandlungen wie IASTM, Gua Sha und Behandlungen mit Unterdruck und Vibration.

Wenn Sie tiefere Techniken ausprobieren möchten und sich im Raum Scottsdale, Arizona befinden, kontaktieren Sie Andrea Brennan auf Facebook unter: https://www.facebook.com/lymphedematraining.

Quadrivas-Massage

Die Quadrivas-Massage ist ein, in den Niederlanden weit verbreiteter Massagestil, der behauptet, Lipödeme zu heilen. Dr. Herbst hat eine kleine Studie über diese Behandlung in den USA durchgeführt. Wir werden sicherlich in den nächsten Jahren mehr über diese Art der Massage hören. Weitere Informationen finden Sie auf der Quadrivas-Website unter: http://www.quadrivas.nl/.

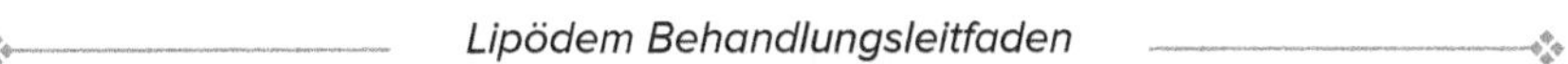

FasciaBlaster, Tiger Tail, Pinofit und Tui Na

Der Fascia Blaster ist ein Medizinprodukt der Klasse I, ähnlich wie ein Selbstmassagegerät. Es ist sehr umstritten, bei treuen Anhängern ebenso wie bei Menschen, die es für wertlos halten. Einige benutzen es in der Dusche oder in der Sauna und finden, dass die Behandlung bequemer und effektiver ist, wenn sie ihre Beine zuerst erwärmt haben. Wenn Sie mehr erfahren möchten, ist die Facebook-Gruppe "Lipedema FasciaBlaster 2.0" eine Ressource.

TigerTailisteinSchaumstoffrollen-Selbstmassagegerät. Wie beim FasciaBlaster gibt es keinen Beweis dafür, dass es bei Lipödemsymptomen hilft, aber einige Patienten haben es benutzt und hatten positive Ergebnisse. Tiger Tail gibt auf seiner Website unter https://www.tigertailusa.com/pages/how-to-roll Tipps zur Verwendung der Rolle. Therapeuten der Foldi-Klinik verwenden die Pinofit-Schaumrolle, um Fibrosen zu reduzieren.

Tui Na ist eine chinesische Form der Massage, die sich auf ein bestimmtes Problem konzentriert (im Gegensatz zu einer entspannenden Ganzkörpermassage) bei der

Therapeut-Massage, Manipulation und Akupressur anndet. Die meisten finden sie schmerzhaft, sagen aber, dass sie über mehrere Sitzungen hinweggesehen haben, wie die Fibrose abnimmt.

Esthe Salon

Ich zögerte, in diesem Buch eine Beschreibung der Esthe-Salons hinzuzufügen, da es KEINEN NACHWEIS gibt, dass diese Art der Massage, die zur Reduzierung von Cellulite in Japan angeboten wird, wirksam ist. Ich habe vor kurzem eine zertifizierte Lymphödem-Therapeutin getroffen, die in Japan aufgewachsen ist, und sie teilte mir mit, dass sie Menschen mit einem für sie visuell ähnlichen Lipödem der Stufe 1 in Japan gesehen hatte, die Esthe Salons aufsuchen, um eine Reihe von sehr schmerzhaften und teuren Massagen zu erhalten. In Japan gibt es nur sehr wenige Lipödeme. Natürlich impliziert Korrelation keine Kausalität und es kann auch nur ein Zufall sein. Eine andere Meinung ist, dass es in asiatischen Ländern eine geringe Inzidenz von Lipödemen gibt, aber dass Menschen asiatischer Abstammung, die in westliche Länder ziehen, beginnen können, ein Lipödem zu entwickeln.

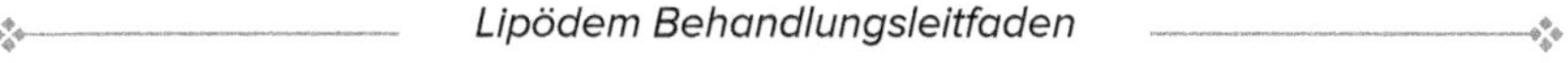

OK, also, was sind Faszien?

Viele der Handgriffe und Arten der Massage, die ich gerade erwähnt habe, zielen darauf ab, mit den Faszien unseres Körpers zu arbeiten. Was genau ist eine Faszie? Einfach ausgedrückt, sind Faszien ein kollagenbasiertes Bindegewebsnetzwerk, das in unserem Körper existiert und unsere inneren Organe und Strukturen umhüllen und äußerlich auskleiden. Poetischer beschreiben Bordoni & Zanier die Faszie als "die Philosophie des Körpers, d.h. jede Körperregion ist mit einer anderen verbunden."[70] Tom Myers, Erfinder der Anatomy Trains Myofaszialen Meridiane, beschreibt das flüssige Fasziennetzwerk als "eine Art klebriges, aber fettiges Gewebe, das uns sowohl fest zusammenhält, als sich auch ständig und auf wundersame Weise an jede unserer Bewegung anpasst."[71]

Warum müssen wir unsere Faszien bewegen? Myers stellt uns Gil Hedley, den Gründer von Integral Anatomy Productions, LLC, vor und verweist auf Hedleys "Fuzz Speech" (die unter Massagetherapeuten berühmt ist)

[70] Bordoni & Zanier, 2014

[71] Myers, 2018

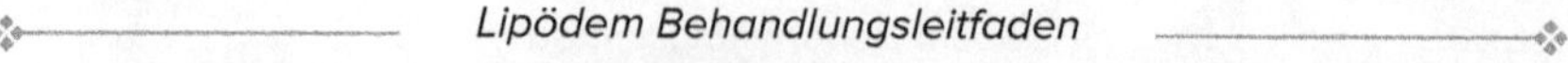

hier: https://www.anatomytrains.com/blog/2017/08/07/gils-new-fuzz. Die Fuzz-Speech bietet Inspiration, um Bewegung und Massage in die tägliche Selbstpflege zu integrieren. Myers bietet auch eine neue Art an, eine Yogapose zu erleben, die sich auf Faszienverbindungen statt auf Muskeln konzentriert, im Artikel des Yoga Journals: https://www.yogajournal.com/teach/what-you-need-to-know-about-fascia.

Andere Massagewerkzeuge

Brauchen wir wirklich Forschungsstudien, die uns sagen, dass sich unsere Körper durch Massagen gut fühlen? Massage kann bei vielen Menschen, auch bei Menschen mit Lipödemen, Schmerzen lindern. Mehrere Personen mit Lipödem in Facebook-Gruppen erwähnten, dass sie gerne ein tragbares Massagegerät wie den Thumper oder Pure Wave am ganzen Körper benutzen, nicht nur am Lipödemgewebe.

Kompressionskleidung

Die Wounds UK Publikation Best Practice Guidelines:Management of Lipoedema sagt, dass Menschen mit Lipödem Kompressionskleidung der

Klasse 1 oder 2 ausprobieren können und dass diese Kleidung Unwohlsein und Schmerzen reduzieren soll, indem sie das Gewebe unterstützt, die Mobilität verbessert und Ödeme reduziert[72] Amy Fetzer sagt in "Specialist approaches to managing lipoedema", dass "Kompressionstherapie in der Regel zur Verbesserung der Symptome eines Lipödems und als Verhinderung des Fortschreitens der lymphatischen Komponente des Lipödems angewandt wird. Sie unterstützt auch die Gliedmaßen und das weiche, lose Verbindungsgewebe der Gliedmaßen während sie Beweglichkeit und Funktion dieser verbessert."[73] Laut Langendoen et al. können "Patienten mit dem Typ Rusticanus Moncorps" auch von einer Kompressionstherapie profitieren, wahrscheinlich wegen der Korrektur der mäßig beeinträchtigten Pumpfunktion dersWadenmuskels."[74]

Worauf sollte ich bei Kauf beachten?

Britta Vander Linden bietet die folgenden vier zu beachtenden Punkte für die Auswahl eines

[72] Wounds UK, 2017

[73] Fetzer, 2016

[74] Langendoen et al., 2009

Händlers für Kompressionskleidung an:achten Sie auf die Menschen, den Preis, Vergünstigungen und die Firmenpolitik. Sie verdienen einen guten Kundenservice von Experten, die Ihre Fragen zu verschiedenen Arten von Kleidungsstücken beantworten können, wettbewerbsfähige Preise, Vergünstigungen, die über das hinausgehen, was ein durchschnittlicher internetbasierter Shop bieten würde, und stressfreien Rückgabe- und Umtauschbedingungen.[75] Die beiden Bekleidungsgeschäfte, von denen ich Positives gehört habe, sind die Women's Health Boutique in Escondido und San Diego Homecare Supplies in Lemon Grove. Warum ein Geschäft besuchen? Ich habe online Horrorgeschichtengelesen von Menschen, die versucht haben, eine Abkürzung zu nehmen, sich selbst zu messen und in einem Geschäft zu bestellen, das sich nicht auf medizinische Geräte spezialisiert hat und waren dann enttäuscht von dem Kleidungsstück, das mit der Post ankam, und mussten ein Neues bestellen.

Heißt das, dass Sie nicht online bestellen sollten? Nein, aber stellen Sie sicher, dass Sie mit einem

[75] Vander Linden, 2015

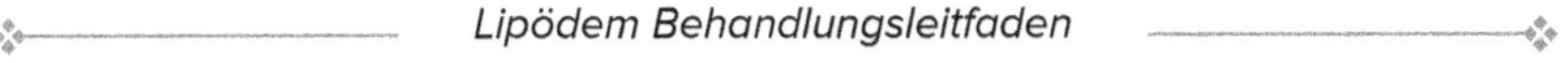

Online-Händler zusammenarbeiten, der sich mit Kompression und Ihren Kompressionsbedürfnissen als Person mit Lipödem auskennt.

Ihr Händler sollte auch in der Lage sein, Hilfmittel zu empfehlen und vorzuführen, die Sie dabei unterstützen, das Kleidungsstück leichter auszuziehen und anzuziehen.

Worauf sollte ich bei Kompressionskleidung achten?

WennSienochniezuvorKompressionskleidunganIhren Beinen getragen haben, wenden Sie sich bitte an Ihren Arzt, um sich auf die periphere Arterienerkrankungen testen zu lassen. Das medizinische Personal sollte Tests durchführen,die Ihren Knöchel-Arm-Index (ABI) bestimmen. Wenn Sie unter dieser Krankheit leiden, kann das Tragen eines Kompressionskleidungsstücks die Durchblutung der Beine weiter reduzieren und zu weiterem Schaden führen.

Mehr dazu unter: https://www.mayoclinic.org/diseases-conditions/peripheral-artery-disease/symptoms-causes/syc-20350557. Mehrere andere Krankheiten, einschließlich Erkrankungen, die Ihre Nieren oder Ihr Herz betreffen, sind ebenfalls Kontraindikationen für das Tragen von Kompressionskleidung.

Mehr ist nicht besser, was Kompression betrifft. Kleidung der Klassen 3 und 4 kann extrem schwer an- und auszuziehen sein, und ist nutzlos, wenn es in Ihrer Schublade liegt. Hier ist die Realität: Auch wenn es die richtige Klasse ist, kann das Tragen von Kompressionskleidung für einige Lipödempatienten schmerzhaft sein. Dies kann besonders frustrierend für neu diagnostizierte Menschen sein, die teure High-End-Kleidung gekauft haben, nur um festzustellen, dass das Tragen einfach zu schmerzhaft ist. Ich hatte Erolg damit, meine Lymphödem-Klienten zu ermutigen, ihre Kleidung mehr zu tragen, indem ich keinen Alles-oder-Nichts-Ansatz vorschrieb und sie mir stattdessen sagen ließ, wann die besten Zeiten für sie sind, die Kompressionskleidung zu tragen.

Erkundigen Sie sich bei Ihrem Arzt, bevor Sie nachts Kompressionskleidung tragen. Kompressionskleidung aus Schaumstoff, mit Kanälen können eine gute Option sein, wenn sich an den Gliedmaßen fibrotisches Gewebe gebildet hat.

Einige Menschen mit Lipödem können feststellen, dass es am effektivsten ist, beim Training Kompression zu tragen (außer im Pool, da Kompression nicht benötigt wird, während wir im Wasser sind), oder sie mit dem Flugzeug oder im Auto reisen oder über einen längeren Zeitraum auf den Beinen sein werden. Eine weitere Möglichkeit ist es, mit einer geringeren Kompression zu beginnen und zu sehen, ob sich Ihr Körper im Laufe der Zeit an die Empfindungen anpassen kann. Informieren Sie Ihren Kompressionschneider ausführlich über alle Schmerzen, die Sie beim Tragen der Kleidung verspüren, da Schmerzen in den ersten Stunden des Tragens eine Sache sind, während Schmerzen, die erst nach langem Tragen des Kleidungsstücks auftreten, etwas anderes bedeuten.

Wenn Sie das Wort Kompression lesen, ist das erste Bild in Ihrem Kopf die Oma von jemandem und ihre Stützstrümpfe? Wer will schon in Stützstrümpfen gefangen sein, wenn wir uns innerlich jung fühlen? Mein Ratschlag ist, nach allen Farben und Variationen des Kleidungsstücks zu fragen, um zu sehen, was richtig für Sie ist. Ich habe eine sehr stilvolle Kundin mit Lymphödem, die beigefarbene Kompressionsärmel hasst und diese bei der Arbeit in schwarz trägt, da sie wie ein Langarmhemd unter ihrem Oberteil aussehen.

Wenn Sie ein Jobst Kompressionsbekleidungsstück bestellen, bitten Sie Ihren Bekleidungshersteller, sich mit dem örtlichen Vertreter in Verbindung zu setzen, um Informationen darüber zu erhalten, wie Sie das Kleidungsstück für Lipödeme anpassen können. Die Fabrik wird entsprechende Änderungen vornehmen.

Wenn Sie Kompressionskleidung besitzen:

Wann kann ich die Kompressionskleidung weglassen?

____

____

____

Wann muss ich unbedingt Kompression tragen da ich sonst Schwellungen/Schmerzen bekomme?

____

____

____

Was kann mir helfen, mich daran zu erinnern, Kompressionskleidung zu tragen?

____

____

____

Welche Tricks kann ich anwenden, um Kompressionsbekleidung meinem Stil anzupassen?

____

____

____

Schröpfen

Wenn ich das Wort Schröpfen sage, denken Sie dann an Athleten mit großen roten Kreisen auf dem Rücken? Es gibt mehrere verschiedene Arten des Schröpfens, und ich spreche gezielt von einer Art, die sanfter und dynamischer ist als das traditionelle Schröpfen.

Beim Schröpfen wird durch Absaugen Unterdruck im Gewebe des Körpers erzeugt. Das Schröpfen bei Menschen mit Lipödemdiagnose sollte von einem Fachmann mit Kenntnissen des Lymphsystems durchgeführt werden, da die Flüssigkeit, die sich nahe der Hautoberfläche ansammelt durch das Lymphsystem aus dem Körper entfernt wird.

Für den Therapeuten ist die Behandlung mit einer Schröpfmaschine, die einen konstanten Saugpegel gewährleisten kann, einfacher. Silikonbecher können verwendet werden, wenn eine manuelle Behandlung gewünscht wird. Das Öl wird auf die Haut aufgetragen (Jojobaöl wird von einigen Therapeuten bevorzugt) und die Tassen werden auf sanftestem Druckniveau verwendet, nachdem der Therapeut zuerst manuell Lymphknoten im Hals-, Bauch- und Leistenbereich (bei Behandlung des Oberkörpers auch Lymphknoten im Bereich der Axeln) behandelt hat.

Ich liebe es, lymphatisches Schröpfen bei meinen Klienten anzuwenden und habe festgestellt, dass es sanft genug ist, um Klienten zu helfen, die älter als 70 Jahre sind, oder die eine Fettabsaugung zusammen mit plastisch-chirurgischen Verfahren wie der Bauchdeckenstraffung hatten.

Sport Taping

Das erste Mal, dass ich Sporttapes gesehen habe, war bei den Olympischen Spielen 2012. Erinnern Sie sich an all das bunte Klebeband auf den Körpern der Athleten? Das Tape hebt die Haut sanft an, verändert den interstitiellen Druck und fördert die Wirkung der Lymphgefäße, um mehr Flüssigkeit zurück zum Herzen zu transportieren. Wenn sich der Athlet bewegt, fördert die Muskelpumpfunktion auch den Lymphabfluss.

Aber funktioniert das wirklich? Laut "Specialist approaches to managing lipoedema" von Amy Fetzer ist Sporttaping "eine Art Negativkompression", die dafür bekannt ist „bei der Ödemreduktion und Schmerzlinderung zu helfen."[76] Als ich Praktikantin

[76] Fetzer, 2016

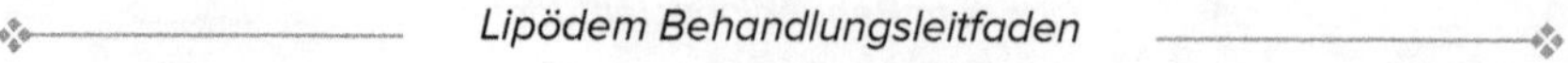

in einer Physiotherapiepraxis war, beobachtete ich Physiotherapeuten, wie sie erfolgreich mit Sporttaping nicht-lipidämische Kunden mit Gelenkschmerzen am Knie behandelten.

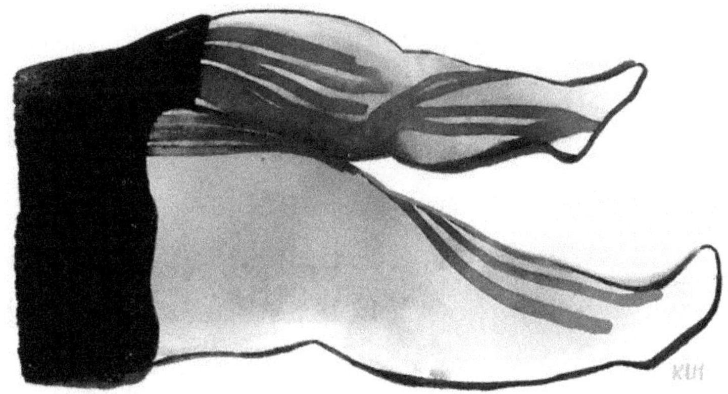

Eine großartige Quelle für Informationen über die Verwendung von Sporttape zur Steigerung des Lymphabflusses ist Kenzo Kases Leitfaden für Praktizierende, "Kinesio Taping for Lymphoedema and Chronic Swelling". Darüber hinaus empfiehlt die Website Theratape.com die Verwendung von "Fächerstreifen" zur Reduzierung der Schwellungen.[77] Theratape verfügt auch über ein umfangreiches Pinterest Board mit

[77] How Kinesiology Tape Helps with Lymphatic Drainage, 2018

Bildern von Sporttaping-Anwendungen bei Ödemen und Prellungen unter: https://www.pinterest.com/theratape/kinesiology-tape-edema.

Tiefenschwingung

Die Tiefenschwingung nutzt schwache, niederfrequente, elektrostatische Felder, um Schmerzen und Ödeme zu reduzieren. In dem Artikel "Specialist approaches to managing lipoedema" schreibt Amy Fetzer, dass "Patienten die Behandlung anekdotisch als hilfreich beschrieben haben, insbesondere bei der Selbstbehandlung, und viele finden, dass regelmäßige Anwendungen die Behandlung der Erkrankung erleichtern."[78] Hivamat ist ein Produkt der Tiefenschwingung, das "ein intermittierendes, elektrostatisches Feld nutzt, um Blut- und Lymphabfluss zu stimulieren, und dadurch Ödeme reduziert."[79] Der Hivamat könnte ein nützliches Hilfsmittel sein, um Schwellungen zu reduzieren, wenn er zusammen mit einer manuellen Lymphdrainage angewandt wird. Wenn sich die manuelle Lymphdrainage-Massage zu schmerzhaft anfühlt,

[78] Fetzer, 2016

[79] Munnoch et al., 2016

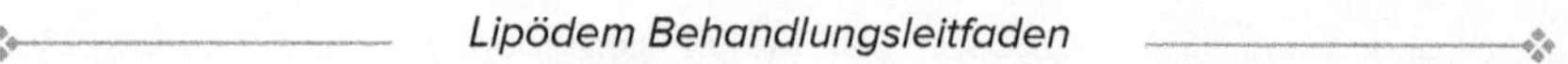

versuchen Sie, diese mit dem Hivamat durchzuführen, um zu sehen, ob sie besser verträglich ist.

Kavitation

Dr. Marco Cardone von der Abteilung für Rehabilitationsmedizin am San Giovanni Battista Hospital in Rom, Italien, verwendet eine Kombination aus Ultraschall, Kavitation, manueller Lymphdrainage und Stoßwellen zur Schmerzreduktion bei Patienten mit Lipödem.[80] Die Ultraschallkavitation nutzt Ultraschallwellen zum Abbau von Fettgewebszellen, die dann vom Lymphsystem aufgenommen werden. Die Stoßwellentherapie kann fibrotisches Gewebe reduzieren und den Lymphabfluss verbessern.[81]

Zyklische Variationen in der adaptiven Konditionierung (CVAC)

Eine von Dr. Herbst durchgeführte und im Journal of Pain Research veröffentlichte Studie ergab, dass die zyklische pneumatische hypobare Kompression des

80 Cardone, 2015

81 Michelini et al., 2010

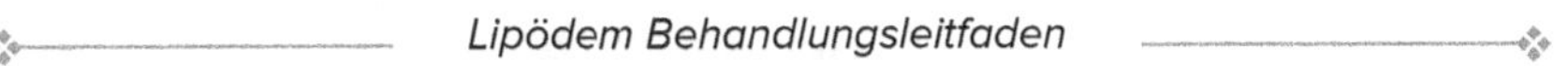

ganzen Körpers Schmerzen bei Patienten mit Adiposis dolorosa, auch bekannt als Dercum's Disease, lindern kann. Wie funktioniert das? Herbst schreibt, dass "Schmerzen im Lipödem vermutlich auf Hypoxie, Entzündungen und Nekrosen von Adipozyten zurückzuführen sind."[82] Laut Ian Robb wendet CVAC "präzise komponierte, rhythmische Veränderungen von Druck, Temperatur und Dichte der Luft an. Diese Druckveränderungen erzeugen Wellen von Spannung und Entspannung und simulieren die pulsierende Natur von Atmung, Muskelkontraktion und Blutfluss, die mit Intervall-, Kreislauf- und Krafttraining übereinstimmen. Der Prozess ist eine sichere und bequeme Behandlung die 20 Minuten lang im Sitzen durchgeführt wird."[83] Mehr über CVAC-Maschinen erfahren Sie unter http://cvacsystems.com.

Vagusnervstimulation

Können wir Entzündungen reduzieren, indem wir den Vagusnerv beeinflussen? Wie ich bereits erwähnt habe, können Schmerzen im Lipödem teilweise durch

---

[82] Herbst, 2010

[83] Robb, I. Personal communication, 11 december 2017

eine Entzündung der Adipozyten verursacht werden.[84] Könnte die Reduzierung der Entzündung in unserem Körper die Symptome des Lipödems lindern? Es kann sicherlich nicht schaden, die negativen Auswirkungen von Stress in unserem Leben zu verringern, egal ob wir ein Lipödem haben oder nicht.

Eine Möglichkeit, Stress abzubauen, betrifft in unserem Vagusnerv. Der 10. Hirnnerv, auch Vagusnerv genannt, wandert von unserem Gehirn zu Ohren, Sprechapparat, Herz, Lunge und Verdauungsorganen. Eigentlich zwei Nerven, die, die meisten Organe unseres Körpers miteinander verbinden. Wenn die Aktivität des Vagusnervs erhöht ist, wird das parasympathische Nervensystem unseres Körpers aktiviert, wenn ein nach innen fließender oder afferenter Zweig des Vagusnervs den Neurotransmitter Acetylcholin ausscheidet. Tatsächlich sagt Bergland in dem Psychology today Artikel, "Vagus Nerv Stimulation reduziert Entzündungen dramatisch": "Der Vagusnerv ist die wichtigste Komponente."[85]

---

[84] Herbst, 2010

[85] Bergland, 2016

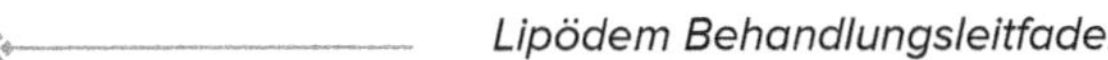

Fazit: Die Stimulation des Vagusnervs zur Sekretion von Acetylcholin reduziert stressbedingte Entzündungen im Körper.

Wie können wir die Vagusnervstimulation nutzen, um Entzündungen zu reduzieren? Zuerst lassen Sie uns sehen, wie wir sagen können, ob der Vagusnerv betroffen ist. In dem Time Artikel “The Biology of Kindness: How It Makes Us Happier and Healthier”, sagt die Neurowissenschaftlerin Maia Scalavitz, “der Vagusnerv reguliert, wie effizient sich die Herzfrequenz mit der Atmung verändert und im Allgemeinen gilt: Je größer der Vagustonus, desto höher die Veränderung der Herzfrequenz.”[86] Das Ziel? Eine erhöhte Herzfrequenz beim Einatmen und eine verminderte Herzfrequenz beim Ausatmen. Wenn die Herzfrequenzvariabilität erhöht ist, ist das ein starker Hinweis darauf, dass der Vagusnerv stimuliert wird.

Wir Menschen scheinen instinktiv zu wissen, wie wir unseren Vagusnerv beeinflussen können. Wir spritzen kaltes Wasser auf unser Gesicht, um uns neu zu orientieren und rezitieren den Rosenkranz und

[86] Szalavitz, 2013

singen gemeinsam um uns zu beruhigen, denn auch das stimuliert diesen Nerv. Der Vagusnerv kann sogar helfen, unsere Intuition zu verbessern, denn unser "Bauchgefühl" kann der Vagusnerv sein, der Informationen aus unserem Darm an unser Gehirn sendet. Lassen Sie uns einige andere Möglichkeiten untersuchen, den Vagusnerv zu beeinflussen, einschließlich Meditation und Atmung.

Der Vagusnerv und die Meditation

In dem Artikel "Wie positive Emotionen die körperliche Gesundheit aufbauen: Wahrgenommene positive soziale Verbindungen erklären die Aufwärtsspirale zwischen positiven Emotionen und Vagotonie", teilte die Forscherin Bethany E. Kok die Ergebnisse einer Studie, die untersuchte, ob eine liebende Gütemeditation, die sich auf die Wahrnehmung sozialer Verbindungen konzentrierte, den Vagustonus verstärken würde. Die Teilnehmer besuchten 6 Wochen lang einen einstündigen liebende-Güte-Meditationskurs pro Woche und wurden aufgefordert, täglich zu meditieren.

Die Studie ergab, dass diese Meditation einen Effekt hatte, denn "erhöhte positive Emotionen" führten zu einem Anstieg des Vagustonus, ein Effekt, vermittelt durch die erhöhte Wahrnehmung von sozialen Interaktionen."[87] Es gibt aber einen Haken: Szalavitz erklärt, dass "die einfache Meditation jedoch nicht immer zu einer höheren Vagotonie geführt hat. Die Veränderung trat nur bei den Meditierenden ein, die glücklicher wurden und sich sozial verbundener fühlten; für diejenigen, die genauso viel meditierten, aber nicht berichteten, dass sie anderen näherkamen, gab es keine Veränderung des Vagustonus."[88]

Dies ist eine wichtige Erkenntnis und ein guter Grund, eine Gruppenmeditationserfahrung sowie Gruppenerfahrungen in anderen Bereichen Ihres Lebens zu suchen, wenn das Meditieren alleine Ihnen nicht das Gefühl einer sozialen Verbindundenheit gibt.

Wie könen Sie die liebende Gütemeditation für sich selbst ausprobieren? Die Meditationsforscher Mary Brantley und Barbara L. Frederickson, die Teil

---

[87] Kok et al., 2013

[88] Szalavitz, 2013

der oben genannten Kok-Studie waren, empfehlen die folgenden Bücher mit CDs der weltbekannten Meditationslehrerin Sharon Salzberg:

- Real Happiness (inklusive CD), Workman, 2011
- The Force of Kindness (inklusive CD), Sounds True, 2005
- Loving-Kindness: The Revolutionary Art of Happiness, Shambhala, 1995

Der Vagusnerv und die Atmung

Der traditionelle Ratschlag für den Umgang mit einer schwierigen Situation in meinem zu Hause als Kind war: "Atme tief durch". In der Tat kann ich mich daran erinnern, ein weinendes Mädchen zu sein, dass Details einer schmerzhaften Interaktion an meine Eltern herausschrie – ich musste sicherlich etwas Stress abbauen, bevor ich eine Lösung für mein Problem finden konnte. Hatten meine Eltern Recht, mich zum Atmen zu ermutigen? Bergland sagt: "Acetylcholin ist wie ein Beruhigungsmittel, das man sich einfach selbst verabreichen kann, indem man ein paar tiefe

Atemzüge mit langem Ausatmen macht. Das bewusste Anzapfen der Kraft des Vagusnervs kann einen Zustand der inneren Ruhe erzeugen und gleichzeitig den Entzündungsreflex zähmen."[89]

Als Erwachsener habe ich herausgefunden, dass einige tiefe Atemzüge besser sind als andere. In dem Artikel "Cardiovascular and Respiratory Effect of Yogic Slow Breathing in the Yoga Beginner: What IS the Best Approach?" fanden Mason et al. heraus, dass "langsames Atmen mit gleicher Ein- und Ausatmung die beste Technik zur Verbesserung der Baroreflexempfindlichkeit bei Yoga ungeschulten Probanden ist."[90] Baroreflexempfindlichkeit ist auch bekannt als Barorrezeptor-Reflex. In der Studie wurden zwei Arten der langsamen Atmung getestet: ein symmetrischer Stil mit fünf Sekunden Einatmung und Ausatmung und ein asymmetrischer Stil mit drei Sekunden Einatmung und sieben Sekunden Ausatmung. Beide Arten führten dazu, dass die Probanden sechs Atemzüge pro Minute machten,

[89] Bergland, 2016

[90] Mason et al., 2013

verglichen mit der üblichen Atemfrequenz von fünfzehn Atemzügen pro Minute.

Fazit? Das Ausatmen für mindestens 5 Sekunden und das langsamere Atmen als üblich aktiviert den Vagusnerv und erhöht die Sauerstoffsättigung des Blutes.[91]

Eine interessante Studie ergab, dass das Üben einer Art von Yoga Atmung namens Bhramari Pranayama die parasympathische Aktivität des Nervensystems erhöhen kann. In der Studie "Immediate Effects of Bhramari Pranayama on Resting Cardiovascular Parameters in Healthy Adolescents" fanden Forscher heraus, dass ein fünfminütiges Training "die ruhenden kardiovaskulären Parameter bei gesunden Jugendlichen verbessert."[92]

Sie können Bhramari Pranayama ausprobieren, indem Sie diese Schritte befolgen:

1. Sitzen Sie bequem und schließen Sie die Augen;

[91] Mason et al., 2013

[92] Kuppusamy et al., 2016

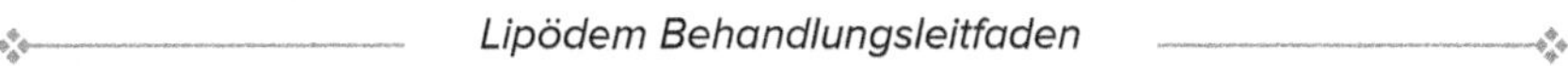

2. Atmen Sie fünf Sekunden lang durch die Nase ein.
3. Atmen Sie fünfzehn Sekunden lang durch die Nase aus, während Sie gleichzeitig:
4. Beide Ohren mit den Daumen, Händen oder anderen Gegenständen, wenn Sie Ihre Hände nur eingeschränkt benutzen können, verschließen
5. Den Klang A U Mmmm machen, so dass der Ton in Ihrer Nase nachklingen kann.

Wenn Sie denken, dass Ihr Schädel vibriert und Sie wie eine Wespe klingen, machen Sie es wahrscheinlich richtig! Kuppusamy sagt, Bhramari Pranayama "verursacht leichte Vibrationen an den Kehlkopfwänden und den Innenwänden der Nasenlöcher." Die Studienteilnehmer führten die Atemübung drei- bis viermal durch, bevor sie eine einminütige Pause einlegten, während der sie normal atmeten.[93] Ich lernte diese Technik zum ersten Mal vor einigen Jahren und staunte, wie ruhig sie mich nach nur einer Minute Übung fühlen ließ! Ich genieße

[93] Kuppusamy et al., 2016

das Gefühl, die Knochen in meinem Gesicht vibrieren zu lassen und benutze diese Methode, um mich nach einer stressigen Situation zu entspannen.

Singen ist auch eine gute Möglichkeit, den Atem zu modulieren und den Vagusnerv zu aktivieren. Das Singen mit anderen kann auch ein Element der sozialen Verbindung ergänzen, was, wie wir gerade gelernt haben, auch wichtig für die Stimulation des Vagusnervs ist! In der Studie "Music structure determines heart rate variability of singers" fanden Vickhoff et al. heraus, dass die "Länge der Liederphrasen die Atmung steuert, was zur Einhaltung von Frequenzen und Phasen von Atmungszyklen und HRV-Zyklen zwischen Sängern führt. Das Singen erzeugt eine langsame, regelmäßige und tiefe Atmung, die wiederum „RSA" auslöst, auch bekannt als respiratorische Sinusarrhythmie, die HRV und Atmung verbindet. Vickhoff sagt: "RSA ist mit vagalem Einfluss und eigenbeobachtetem Wohlbefinden verbunden. Singen kann als Einleitung der Arbeit einer Vagalpumpe angesehen werden, die entspannende Wellen durch den Chor sendet."[94] Falls Sie in einem

[94] Vickhoff et al., 2013

Chor singen, sind das doch wunderbare Gründe damit weiterzumachen.

Rachael Griffith ist Opernsängerin und hat ein Lipödem. Hier teilt sie uns einige ihrer Tipps zur Atmung mit:

> Wenn Sie nicht zu einem Physiotherapeuten gegangen sind, tun Sie es jezt. Die tiefe Atmung hilft, die wichtigsten Lymphknoten in Ihrem Oberkörper zu aktivieren. Ich bin glücklich, dass all die tiefe Atmung, die ich als klassisch ausgebildete Opernsängerin erlernt habe, dies für mich zu einer einfachen Sache macht. Ein Großteil der Ausbildung eines Sängers ist mit Dingen wie Yoga verbunden, was den Sänger mit seinem Atem und seinen Körperpositionen in Kontakt bringt, so dass er seine Atemfunktion maximieren kann, um die angenehmsten und beständigsten Klänge zu erzeugen.
>
> Meine Lieblingsatemübung ist "Katze/Kuh". Du stehst auf allen Vieren, Knie unter den Hüften und Hände unter den Schultern. Wenn du einatmest, wölbst du den Rücken nach unten und drückst

> das Steißbein und Kinn Richtung Himmel. Dann, während du ausatmest, drück die Wirbelsäule oben, zieh das Becken und das Kinn ein und ziehe den Bauchnabel in Richtung Wirbelsäule. Diese Übung bewegt sich mit dem Atem, so dass sie sehr sanft ist. Du musst nichts erzwingen.
>
> Ich mache auch gerne etwas, was ich 4-4-8s nenne, wobei man 4 Zählungen einatmet, 4 Zählungen hält und 8 Zählungen ausatmet. Der Trick dabei ist, den Atem nicht vom Kehlkopf fernzuhalten. Also, verschließe nicht deinen Hals, sondern halte die Luft in deiner Lunge indem du dein Zwerchfell benutzt. Auch halte jedes Mal, wenn du ausatmest, deine Wirbelsäule aufrecht und lass deinen Bauch die Bewegung ausführen, anstatt im Oberkörper oder den Schultern zusammenzuklappen.[95]

Rachael Griffith beantwortet auch andere Fragen über ihr Leben mit Lipödem später in diesem Buch, also bleiben Sie dran!

[95] Mailwisseling met de auteur, 23 april 2018

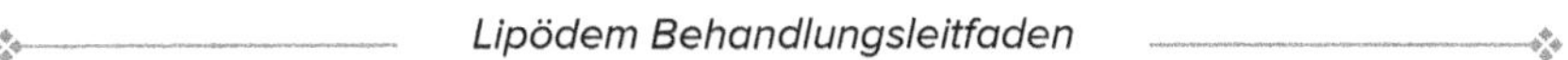

Die meisten von uns hatten ihre ersten Erfahrungen mit dem Singen in einer Gruppe in der Kirche oder einem anderen religiösen Umfeld. Wenn wir nicht regelmäßig an Gottesdiensten teilnehmen, wo können wir dann eine Gruppengesangserfahrung machen? Eine Antwort könnte Kirtan sein. Kirtan ist eine nicht-religiöse Gruppe, die meist mit Mantras arbeitet. Der Tradition nach sind Kirtan-Treffen immer kostenlos. Die San Diego Kirtan Gruppe führt hier eine Liste aller Kirtan-Events in der Region: https://www.meetup.com/San-Diego-County-Kirtan.

Biofeedback

Laut der Mayo-Klinik gibt Ihnen Biofeedback die Möglichkeit, Ihre Gedanken zur Kontrolle Ihres Körpers zu nutzen, oft zur Verbesserung Ihres Gesundheitszustandes oder Ihrer körperlichen Leistungsfähigkeit."[96] Meine erste Erfahrung mit Biofeedback hatte ich als Kind. Meine Mutter benutzte diese Methode, um ihr zu helfen, die Schmerzen, unter denen sie durch ihren Kampf gegen den Brustkrebs

[96] Biofeedback, 2018

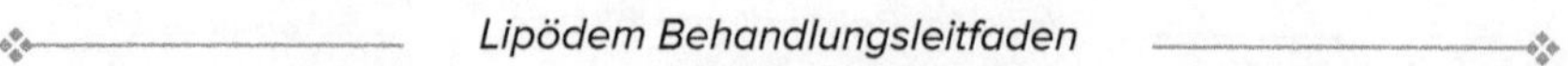

leitet zu kontrollieren, und nahm mich mit zu einem ihrer Termine. Sie war an einer Maschine angeschlossen, die sie überwachte, und konnte Informationen, die diese Maschine sammelte nutzen, um ihre Schmerzlevel zu regulieren. Erfahren Sie mehr unter: https://www.mayoclinic.org/tests-procedures/biofeedback/about/pac-20384664.

Meditation bei starken Schmerzen

Tara Brach teilt einige ihrer Weisheiten über Schmerz und Meditation im Video Tara Talks-Guided Practice: When the pain is too strong. Wie können wir mit Schmerzen umgehen, wenn sie einfach zu viel werden? Sehen Sie das Video hier: https://youtu.be/JfJ6LhMsM0Q. Eine weitere gute Ressource ist Brachs Blogbeitrag "Working with Pain – Summary of Mindfulness Strategies", der unter https://www.tarabrach.com/working-pain-mindfulness zu finden ist.

Bittersalzbäder

Das erste Mal habe ich in der Massageschule von Bittersalzbädern erfahren. Tatsächlich durften wir unseren Kunden nach der Massage in der Studentenklinik kleine Beutel mit Bittersalz mitgeben. Funktioniert das wirklich? Das Bone, Muscle and Joint Team der Cleveland Clinic sagt ja; sie empfehlen Bittersalz zur Reduzierung von Fuß- und Knöchelschwellungen und schlagen vor, dass die Patienten “Ihre Füße und Knöchel 15 bis 20 Minuten lang in einem kalten, mit Bittersalz gefüllten, Bad einweichen um schwellungsbedingte Schmerzen zu lindern. Wenn Sie eine diabetische Neuropathie der Füße haben, überprüfen Sie das Wasser zuerst mit den Händen, um zu vermeiden, dass Ihre Füße extremen Temperaturen ausgesetzt werden.”[97] Wenn Sie kreativ werden wollen, versuchen Sie, dem Salz ein paar Tropfen ätherischer Öle hinzuzufügen, bevor Sie es mit dem Wasser mischen.

Hydrotherapie

Die Heiß- und Kaltkontrast-Hydrotherapie (Wechselbäder/-duschen) kann bei einigen Menschen mit Lipödem sowie in der Allgemeinbevölkerung Schmerzen lindern. So verfügt beispielsweise das

[97] 6 Best Fixes for Pain and Swelling in Your Feet and Ankles, 2016

berühmte Caracalla-Bad in Baden-Baden, Deutschland, über angrenzende warme Thermal- und Kaltbecken, zwischen denen die Gäste wechseln können.... Wie funktioniert es? Wenn wir unsere Haut kalten Temperaturen aussetzen, werden unsere Blutgefäße größer (Vasodilatation), was zu einer erhöhten Durchblutung des Gewebes unter der gekühlten Haut führt. Der Blutfluss nimmt zu, weil unser Körper eine konstante Innentemperatur aufrechterhalten will.

Morton fand heraus, dass "Wechselbäder eine geeignete Methode sind um den Rückgang des Plasma-Laktats während der Erholungsphase nach intensivem anaerobem Training zu beschleunigen; sowohl für Männer, als auch für Frauen."[98] Um dies zu belegen, erholten sich Sportler einer Studie entweder auf Betten oder erhielten eine Reihe von Wechselbädern mit "partiellem Eintauchen des Körpers in heiße (36°C) und kalte (12°C) Wasserbäder."[99] Möchten Sie mehr Informationen? Eine ausführliche Meta-Analyse der Hydrotherapie-Studien von Mooventhan & Nivethitha

[98] Morton, 2007

[99] Morton, 2007

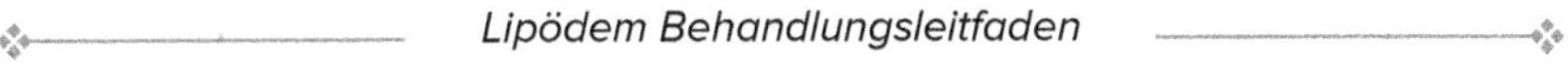

mit dem Titel "Scientific Evidence-Based Effects of Hydrotherapy on Various Systems of the Body", veröffentlicht im North American Journal of Medical Sciences, ist verfügbar unter https://www.ncbi.nlm.nih.gov/pmc/articles/PMC4049052.

Erkundigen Sie sich bei Ihrem Arzt, ob diese Form der Hydrotherapie für Sie geeignet ist. Wenn Sie ein Lymphödem haben, würde ich von der Verwendung von sehr heißem oder sehr kaltem Wasser abraten, da es Ihr Lymphsystem negativ beeinflussen könnte. Die Temperaturänderungen von Wechselbädern oder Wechselduschen werden nicht empfohlen, wenn Sie eine akute Entzündung, Raynaud's oder eine Hautverletzung haben.

Kaltwasserschwimmen kann einige der gleichen Vorteile der Hydrotherapie erreichen. Huttunen et al. untersuchten Schwimmer, die während der Wintermonate trainierten und stellten fest, dass "Anspannung, Müdigkeit, Vergesslichkeit und Stimmungsschwankungen der Schwimmer deutlich abnahmen[.....] Nach vier Monaten fühlten sich die Schwimmer energetischer, aktiver und frischer als die Schwimmer der Kontrollgruppe". Darüber hinaus berichteten "alle Schwimmer, die an Rheuma, Fibromyalgie oder Asthma litten, dass das Winterbad die Schmerzen gelindert hätte"[100]

Respekt/Ehrfurcht

In den letzten Jahren haben mein Mann und ich uns angewöhnt, in unseren Ferien Nationalparks zu besuchen. Auf meinem Instagram finden Sie viele Naturfotografien, denn ich nutze das Gefühl der Ehrfurcht, um meine Gesundheit zu verbessern. Tatsächlich hat die Forschung gezeigt, dass diejenigen, die positivere Emotionen erleben, einschließlich der Gefühle von "Ehrfurcht, Wundern und Staunen", den Spiegel des Zytokins Interleukin 6, einem Marker für Entzündungen, reduziert haben.[101]

Haben Sie jemals etwas Erstaunliches gesehen und das Gefühl gehabt, dass die Zeit buchstäblich stillsteht? Das ist das Schöne an dem Gefühl, das man Ehrfurcht nennt.

---

[100] Huttunen et al., 2004

[101] Anwar, 2015

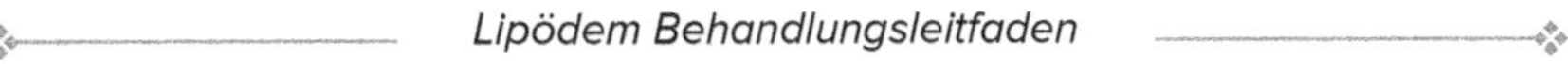

Hier ist ein kurzes siebenstufiges Experiment, das Ihnen die Wirkung von Ehrfurcht auf Ihren eigenen Körper zeigen kann.

- Nehmen Sie sich einen Moment Zeit, um bequem in einem ruhigen Raum zu sitzen und die Augen zu schließen.
- Nehmen Sie einen langsamen, tiefen Atemzug.
- Erinnern Sie sich an einen Zeitpunkt, an dem Sie Ehrfurcht empfunden haben.
- Wie haben Sie sich dabei gefühlt, wo waren Sie und mit wem waren Sie zusammen? Spüren Sie wirklich die Emotionen in Ihrem Körper.
- Beachten Sie, wo Sie die Emotion gespürt haben. Haben sich Ihre Schultern und Ihr Gesicht entspannt, während Sie sich an Ihre Erfahrung erinnerten?
- Öffnen Sie Ihre Augen und atmen Sie noch einmal tief ein

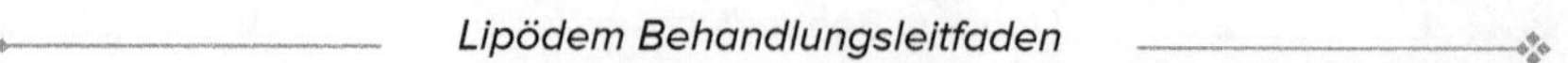

Wie unruhig und überfordert fühlen Sie sich jetzt im Vergleich dazu, wie Sie sich fühlten, bevor Sie die Augen geschlossen haben?

Dinge, die mich Ehrfurcht, Wunder oder Erstaunen empfinden lassen:

____

____

____

Nahrungsergänzungsmittel

Ich habe keinerlei Erfahrun in der Empfehlung von Nahrungsergänzungsmitteln, also werde ich das den Experten überlassen. Canning und Bartholomew sagen: "Kräutermedikamente wie Rosskastanie oder Diosmin werden oft mit unterschiedlichen Ergebnissen ausprobiert und sind in der Regel effektiver, wenn die Schwellung eine venöse Komponente aufweist."[102] Dr. HerbstbieteteineListevonNahrungsergänzungsmitteln an, die für Menschen mit Lipödem von Vorteil sein können, und empfiehlt Nahrungsergänzungsmittel,

[102] Canning & Bartholomew, 2017

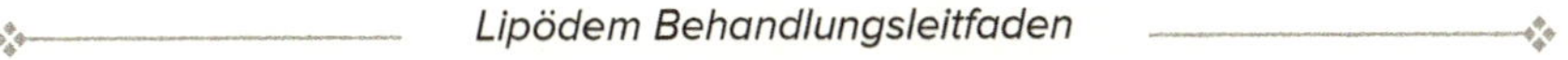

die gesunde Darmbakterien aufrechterhalten, die Gesundheit und Immunität von hypertrophen adipösen Zellen verbessern, die Funktion von Mitochondrien und der Lymphbahnen optimieren, Schmerzen, Entzündungen, Mastzellenaktivität beeinflussen und undichte Blut- und Lymphgefäße reparieren können; und außerdem geronnenes Protein im Fettgewebe zerlegen können.[103] Der "Medikamente und Nahrungsergänzungsmittel für Menschen mit Lipödem und Dercum's Disease" Artikel von TREAT ist unter http://treat.medicine.arizona.edu/sites/treat.medicine.arizona.edu/files/medicine-and-supplements-handout-fdrs-2016_without_color.pdf zu finden.

John (Jerry) Bartholomew, MD, hielt einen Vortrag mit dem Titel "Herbal Medications and Their Application to Patients with Lipedema and Dercum's Disease" auf der Fat Disorders Resource Society 2018 Konferenz. Bartholomew erwähnte schwarzen Kohosch, Ginkgo biloba, Rosskastanie, maritimen Kiefernextrakt und Mariendistel. Er erwähnte auch die Verwendung von Gamma-Benzopyronen und Saponinen. Ich würde

[103] Herbst, o.D.

jedoch empfehlen, sich mit Ihrem Arzt zu beraten, bevor Sie eines dieser Medikamente ausprobieren.

Die Philosophie der Kräuterheilkundlerin Shana Lipner Grover über die Heilung mit Kräutern lautet: "Alles im Leben und der Natur dreht sich um Gleichgewicht, und wenn das Gleichgewicht gestört ist, beginnen sich Symptome zu zeigen. Wenn die Ursache des Symptoms nicht angegangen wird, wird das Ungleichgewicht verstärkt und oft werden die Symptome dadurch noch dramatischer und enden womöglich mit einem körperlichen Zusammenbruch." Grover sagt: "Das Lymphsystem ist ein primärer Akteur in der Erhaltung des Gleichgewichts zwischen den Zyklen von Infektion, Entzündung, Stagnation, Verdauung, Immunität, Entgiftung, etc. Das Lymphsystem ist absolut lebenswichtig, um dem Körper dabei zu helfen, das Gleichgewicht zwischen Infektion und Immunsystemreaktion, Stauung und Stagnation, Aufnahme von Nährstoffen und Ausscheidung von Abfällen, Entzündung und Heilung aufrecht zu erhalten. Da das Lymphsystem Flüssigkeit verwendet, um Abfälle und andere Dinge im Körper zu bewegen, ist die richtige Hydratation und Bewegung entscheidend für ein gesund funktionierendes Lymphsystem."[104]

Grover nennt Details über mehrere häufig verwendete Kräuter, die eine direkte oder indirekte Wirkung auf das Lymphsystem haben. Denken Sie daran: Wenn Sie kein Ödem haben, müssen Sie keine Kräuter verwenden, die das Lymphsystem unterstützen.

Kletten-Labkraut (Galium aparine)

Botanische Familie: Rubiaceae (Kaffeefamilie)

Anwedungsgebiete: Sanftes Diuretikum, reinigend für die Lymphe

Ringelblume (Calendula officinalis)

Botanische Familie: Asteraceae (Sonnenblumengewächse)

Anwendungsgebiete: Wundheilung; beruhigend; spezifisch lymphatisch für Gewebeentzündungen und verletztes Gewebe

[104] Mailwisseling met de auteur

Klette (Arctium lappa)

Botanische Familie: Asteraceae (Sonnenblumengewächse)

Anwendungsgebiete: Kühlung der erwärmten/überarbeiteten Leber; fördert die Funktion von Leber, Verdauung, Haut und Lymphe; Abführmittel und Diuretikum (fördert zahlreiche Abbaufunktionen); je länger sie eingenommen werden, desto besser wirken sie; zunächst subtile Effekte; lymphatisches Abschwellmittel; starkes und doch schonend wirkendes lymphatisches Kraut

Anzeichen dafür, dass die Kräuter wirksam sind: Verbesserte Verdauung; weniger Wassereinlagerung; Nachlassen von Hitzewallungen

Echinacea (Echinacea angustifolia, purpurea, pallida)

Botanische Familie: Asteracea (Sonnenblumenfamilie)

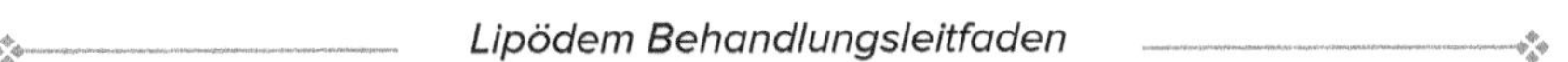

Anwendungsgebiete: Polysaccharide, ätherisches Öl und Isobutemide wirken auf das Immun- und Lymphsystem; Isobutemide lösen ein intensives, prickelndes, elektrisches Gefühl im Mund aus; fördert die Sekretion der Speicheldrüse; stimuliert Lymphozyten (lymphatische weiße Blutkörperchen)

Parakresse (Acmella sp)

Botanische Familie: Asteraceae (Sonnenblumengewächse)

Anwendungsgebiete: Zahnschmerzen; stimuliert den Lymphabfluss; starke Fördungen der Speichelsekretion; Inhaltsstoffe ähnlich Echinacea

Rote Wurzel (Ceanothus greggi, americanus, velutinus und mehr)

Botanische Familie: Rhamnaceae (Sanddornfamilie)

Anwendungsgebiete: Direkte lymphatische Wirkung; fördert den Lymphabfluss und hilft dabei anhaltendeInfektionen/Entzündungenzubekämpfen; wirkt adstringierend auf die Membranen; effizientere Aufnahme von Abfallprodukten; wird für alle kongestiven Störungen verwendet, einschließlich dauerhaft laufender Nase, chronisches Nasenbluten, Sinusitis, Laryngitis, Mandelentzündungen, Halsschmerzen, Zahninfektionen, Kopfschmerzen vom Verzehr zu vieler Fette, Hämorrhoiden, Krampfadern, starke Menstruationsblutungen, Prostatabeschwerden, etc.;BekämpftnichtdieUrsachevonEntzündungen, sonder hilft nur bei deren Linderung.

Grover sagt auch: "Es gibt noch viele weitere lymphatische Kräuter: Rotklee, Vogelmiere, Ocotillo, Anemopsis und mehr." Mehr über Shana Lipner Grover erfahren Sie auf ihrer Website https://www.sagecountryherbs.com.

Andere Nahrungsergänzungsmittel von denen ich gehört habe, beeinhalten systemische proteolytische Enzyme und die Enzyme Serrapeptase und Nattokinase.

Was man NICHT nehmen sollte

Es ist wichtig zu beachten, dass Herbst feststellte, dass “der Einsatz von Diuretika bei Lipödemen ohne Vorhandensein eines Lymphödem zur Entwicklung des Pseudo Bartter´s Syndroms führen kann”, einer seltenen Stoffwechselstörung.[105]

Natürliche Schmerzmittel

Mehrere plastische Chirurgen, die ich kenne, empfehlen Arnika Montana, um bei Schmerzen und Prellungen nach der Operation zu helfen. Ich benutze Arnika Montana oberflächlich statt in Pillenform, sowohl bei mir zu Hause als auch in meinem Massagestudio bei Kunden.

Seitdem das Freizeit-Marihuana 2018 in Kalifornien legalisiert wurde, habe ich zunehmendes Interesse an Cannabidiol (CBD)-Öl erlebt. Ich lerne gerade mehr über dieses Medikament und habe mehrere Ressourcen, mit denen Sie Kontakt aufnehmen können, wenn Sie eine persönliche Beratung bei der Auswahl

[105] Herbst, 2012

eines Marihuanaprodukts wünschen, welches für Sie geeignet ist. Sprechen Sie bei Ihrem nächsten Termin mit mir.

Massage

Interessanterweise können viele der Ideen in diesem Buch, um Lipödem-Symptome zu lindern, auch die Symptome von Arthrose im Knie verringen. Eine Studie ergab, dass acht wöchentliche einstündige Ganzkörpermassagen zu einer Verbesserung der "Schmerzen, Steifigkeit und Funktion des Knies" führen können.[106] Diese Studie wurde nicht speziell an Menschen mit Lipödem durchgeführt und einige Menschen mit Lipödem könnten diese Art der Massage auch als zu schmerzhaft empfinden. Massagetherapeuten, die mehr über diese Art der Massage erfahren möchten, können sich auf die Tabelle "Massage Therapy for Osteoarthritis of the Knee: A Randomized Dose-Finding Trial" van Perlman et al. beziehen, die unter https://www.ncbi.nlm.nih.gov/pmc/articles/PMC3275589.107[107] verfügbar ist.

[106] Juberg et al., 2015

[107] Perlman et al., 2012

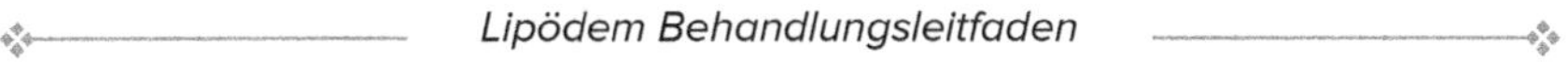

Mögliche Vorteile davon, diese Ideen auszuprobieren, um den Schmerz und die Entzündung in meinem Körper zu beeinflussen:

____

____

____

Warum ich den Schmerz und die Entzündung in meinem Körper beeinflussen will:

____

____

____

Wie bereit ich bin, die Schmerzen und Entzündungen in meinem Körper zu beeinflussen:

____

____

____

Wie engagiert bin ich, Wege zu finden, um die Schmerzen und Entzündungen in meinem Körper zu lindern?

____

____

____

Ich unternehme bereits Schritte, um die Schmerzen und Entzündungen in meinem Körper zu lindern?

____

____

____

Was könnte mir in den nächsten Wochen im Weg stehen, um dies zu erreichen?

____

____

____

Wer oder was könnte mir helfen, diesen Plan in die Tat umzusetzen?

____

____

____

Schmerz- und entzündungshemmende Behandlungen, die mir das Gefühl geben, mein Lipödem besser unter Kontrolle zu haben:

____

____

____

Lernen Sie Rachael Griffith, Opernsängerin, kennen

Hier sind einige der Arten, wie Rachael Griffith ein Lipödem erlebt.

Wie fühlt sich ein Lipödem an?

Das ist eine sehr facettenreiche Frage. Körperlich ist es anstrengend. Das Wort, das mir in den Sinn kommt, ist “schwer”. Meine Beine und Arme können sich anfühlen, als würden sie eine Tonne wiegen, besonders wenn ich nicht mit dem Tragen meiner Kompression und der Verwendung meiner Pumpe Schritt halten kann. Manchmal kann es mir das Gefühl geben, als würde ich einen Fettanzug targen. Wenn ich mein Lymphödem gerade gut unter Kontrolle habe, habe ich die Energie und Ausdauer, mich zu bewegen und zu gehen und zu tanzen wie jemand, der halb so viel ist wie ich, aber mein Bewegungsumfang wird durch meine Lipödemfett-Polster begrenzt (welches hart und klumpig ist, weshalb es sich nicht eindrücken lässt wie normales Fett). Wo wir gerade von diesen Polstern sprechen, sie TUN WEH. Wenn sogar mein kleines Kätzchen zufällig mit einer Pfote an der richtigen Stelle landet, während es über meinen Schoß geht, fühlt es sich an, als würde jemand eine Metallstange in mein Bein rammen, und lässt mich vor Schmerz laut aufschreien. Einmal habe ich eine Ecke falsch eingeschätzt und bin mit meinem Oberarm an der Wand angeschlagen und es hat mir völlig den Wind aus den Segeln genommen.

Geistig kann es abwechselnd unerträglich oder beruhigend sein, je nach meiner Denkweise. Wenn man die ganze Zeit Schmerzen hat, kann das auch auf die Psyche schlagen. Das zusammen mit dem ständigen Schleppen dieses Gewichts macht mich schnell müde. Mein Lieblingsbeschäftigung ist das Schlafen! Leicht kann es passieren, dass wir zu viel Energie darauf verschwenden, uns den Kopf zu zerbrechen, was andere wohl wegen unseres Aussehens über uns denken. Das ist ein schrecklicher Zustand. Ich kämpfe oft damit, manchmal soweit, dass ich Geschichten darüber erfinde, warum ich bestimmte Lebensmittel kaufe oder bestelle, wie z.B., als ich das Bedürfnis verspürte, der Kassiererin auf dem lokalen Markt zu sagen: "Diese Donuts sind nicht für mich, ich habe meinen Kindern versprochen, dass ich welche für sie besorgen würde". Sie fragte nicht, sie sah mich nicht komsich an und sagte nichts dazu, aber ich fühlte mich, als müsste ich diese Information als art Präventivschlag gegen ein Urteil anbieten.

Doch wie ich bereits sagte, kann die Diagnose sehr beruhigend sein. Es ist gut zu wissen, dass nach so vielen Jahren der Gewichtszunahme, ungeachtet aller

Bemühungen, es zu verlieren, es NICHT MEIN FEHLER ist. Weil ich das weiß, bemühe ich mich wirklich um radikale Selbstliebe, um all die Dinge zu feiern, die mein Körper tun kann, anstatt über die Dinge zu klagen, die er nicht kann. Ich bin auf keinen Fall ein Profi in dieser Sache...

Eigentlich scheitere ich manchmal sogar auf spektakuläre Weise, aber ich erinnere mich jeden Tag daran und mache immer wieder Babyschritte nach vorn

Wie haben Familie und Freunde auf Ihre Diagnose reagiert? Wie unterstützen sie Sie?

Meine Familie tut das Beste, was sie kann, um mich zu unterstützen. Manchmal erkennen meine Mutter (die auch ein Lipödem hat) und meine Schwester nicht, wie verletzend es sein kann, wenn sie mir einen Link zu einer anderen Mode-Diät schicken, oder Dinge über das sagen, was ich esse, oder sich über ihr eigenes Gewicht beschweren...Aber ich lerne es nicht zuzulassen, ihre Aufhänger meine Aufhänger sein zu lassen. Ich muss mich von dem, was sie sagen oder denken, überhaupt nicht beeinflussen lassen. Ich kann nicht

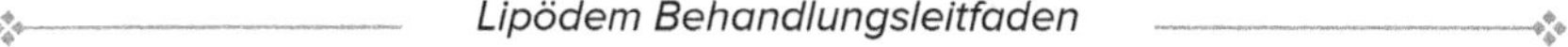

kontrollieren, was sie denken, nicht einmal mit Bergen von Forschung und Informationen, aber ich kann meine Reaktion auf sie kontrollieren. Ich habe die Wahl.

Mein Mann ist ein Engel. Erstens sind wir Seelenverwandte der höchsten Ordnung. Das ist nicht einmal etwas, das ich Leuten erklären kann, die es nicht erlebt haben. Als wir uns trafen, hatte ich etwa Größe 12, und jetzt habe ich 26. Er hat nie ein Wort über mein Gewicht verloren. Nicht einmal. Er hat immer nur gesagt, wie schön ich bin und wie sehr er mich liebt. Ich glaube fest daran, dass ich emotional und mental an einem viel schlimmeren Ort wäre, wenn er einer dieser Typen gewesen wäre, die das "Bist du sicher, dass du das essen willst" Ding oder das "Ich liebe dich, aber" Ding bringen würden. Er kann manchmal frustriert sein, dass ich Schmerzen habe. Er will es in Ordnung bringen und kann es nicht, was hart für ihn ist. Aber er tut alles, was nötig ist, um sicherzustellen, dass ich das habe, was ich zur Behandlung meines Lipödems brauche und liebt mich umso mehr.

Wie behandeln Sie Ihr Lipödem?

Nun, zunächst einmal sollte ich sagen, dass ich ein Lipödem vom Typ II habe, also von der Taille bis zu den Knien und auch an den Oberarmen. Ich befinde mich derzeit irgendwo zwischen einer Stufe 2 und 3. Meine Routine ist wie folgt (größtenteils):

- Als erstes am Morgen, Rebound auf dem Trampolin für 15-20 Minuten.
- Ich trinke so viel Wasser mit Zitrone wie möglich (ich bin Lehrerin, daher sind Klopausen nie garantiert).
- Ich trage meine Kompression täglich.
- Ich holen mir viel Schlaf.
- Ich verwende meine Lymphpumpe vor dem Schlafengehen
- Ich schwimme, wann immer es möglich ist.
- Ich meditiere täglich.
- Yoga mindestens 3-mal pro Woche, mit dem Schwerpunkt Atmen.

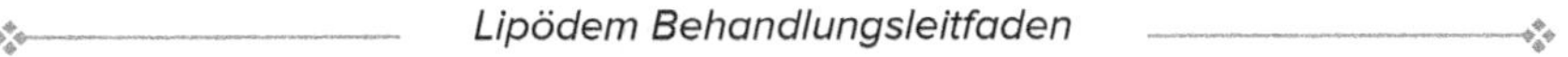

- Ich bin einer Selbsthilfegruppe beigetreten (Es gibt keine spezifische Lipödem-Gruppe in meiner Gegend, aber ich habe mich Al-Anon für Familien von Alkoholikern angeschlossen und es hat mir eine MENGE dabei geholfen, zu lernen nicht davon auszugehen, dass Leute über mich nachdenken, zu akzeptieren was man nicht ändern kann, und das anzugehen was man ändern kann und zu akzeptieren, dass es Dinge gibt die NICHT MEINE SCHULD sind.
- Ich fange gerade erst an, auch mit einigen EFT Klopfübungen zu experimentieren.
  Es wird sich zeigen, ob das eine nützliche Sache ist. Ich hoffe, dass ich mir eines Tages eine Fettabsaugung leisten kann, um meine Lebensqualität zu verbessern, aber im Moment konzentriere ich mich darauf, was ich jetzt tun kann, um meine Krankheit zu bewältigen.

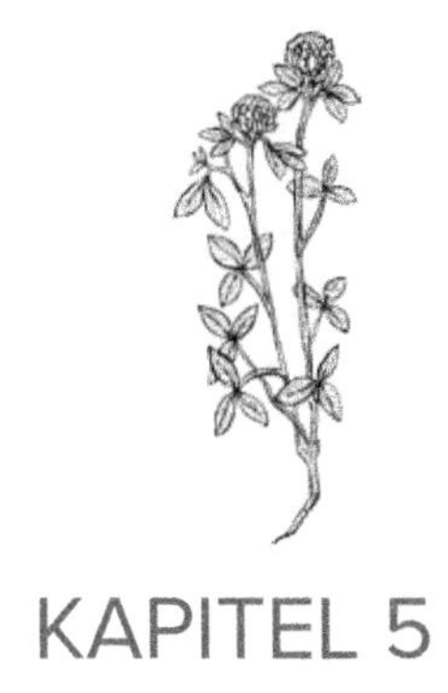

KAPITEL 5

VERBESSERUNG DES SCHLAFES UND REDUZIERUNG VON MÜDIGKEIT

Brauchen Sie mehr Schlaf? Wenn die Antwort nicht sofort JA ist, machen Sie einen einfachen Test, indem Sie die fünf Fragen der S.A.T.E.D. Bewertung beantworten:

Zufriedenheit: Sie Sie mit ihrem Schlaf zufrieden?

Aufmerksamkeit: Können Sie den ganzen Tag wach bleiben, ohne schläfrig zu werden?

Timing: Schlafen Sie (oder versuchen es) zwischen 2:00 und 4:00 Uhr morgens?

Effizienz: Dauert es weniger als dreißig Minuten, bis Sie eingeschlafen sind?

Dauer: Schlafen Sie jede Nacht zwischen sechs und acht Stunden?

Wie haben Sie abgeschnitten? Jede Frage untersucht einen Aspekt der Schlafgesundheit, mit einem Punkt für jede "Ja"-Antwort, so dass ein Wert von fünf ideal ist. Nun schauen wir uns an, was passiert, wenn wir nicht genug Schlaf bekommen und warum Schlafstörungen auftreten.

Schlafverlust ist mit Entzündungen verbunden. Obwohl die Studie nicht auf die Lipödempopulation ausgelegt war, fanden Mullington et al. heraus, dass "die Einschränkung des Schlafes zu einer systemischen Erhöhung der Konzentration an Entzündungsmediatoren führt, die für Stoffwechselerkrankungen von prognostischer Bedeutung sein können."[108] Eine Studie der Emory University befragte mehr als fünfhundert Menschen mittleren Alters und fand heraus, dass diejenigen, die sechs Stunden oder weniger in der Nacht schliefen, einen höheren Gehalt der Entzündungsmarker Fibrinogen, IL-6 und C-reaktives Protein hatten als

[108] Mullington et al., 2010

Teilnehmer, die mehr als sechs Stunden pro Nacht schliefen.[109]

In seinem Buch The Sleep Solution bringt Dr. Chris Winter einen wichtigen Punkt über Müdigkeit zur Sprache: Es ist nicht dasselbe wie Erschöpfung, und das Verwechseln der beiden kann zu Schlaflosigkeit führen. Sein Rat an die Patienten lautet: “Wenn Sie müde sind, ruhen Sie sich aus. Wenn Sie einnicken, schlafen Sie ein wenig.” Moment, sind diese beiden Dinge nicht dasselbe? Winter schreibt weiter: “Es ist sehr einfach, sich mit Erschöpfung durch den Tag zu kämpfen und mit dem Finger auf den Schlaf zu zeigen und zu sagen: “Wenn ich einfach mehr und besser schlafen könnte, würde ich mich tagsüber besser fühlen.”[110] Aber was ist, wenn es die Erschöpfung ist, die das Problem verursacht, nicht der Schlafmangel?

Müdigkeit kann durch Hypothyreose, Medikamenten-Nebenwirkungen, Eisenmangel, Unterernährung, Stress und viele andere Krankheiten und Zustände verursacht werden. Der Punkt? Erschöpfung ist, wenn

[109] Poor Sleep Quality Increases Inflammation, 2010

[110] Winter, 2017

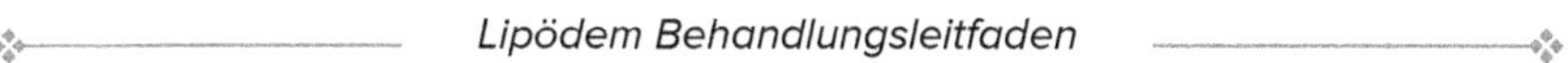

die "Körperenergie niedrig ist", also wenn Sie ins Bett gehen, wenn Sie erschöpft, aber nicht schläfrig sind, sagt uns Winter: "trotz ihrer Erschöpfung... werden Sie tatsächlich Schwierigkeiten haben, einzuschlafen, weil Sie nicht müde sind. Das ist ein Rezept für Schlaflosigkeit.[111]

Wenn Sie nicht schlafen können, wenn Sie wirklich müde und nicht nur erschöpft sind, könnten Sie eine Schlafstörung haben. Es gibt davon mehr als eine, aber Schlafapnoe ist die häufigste. Winter schreibt auch über mehrere Schlafstörungen neben Schlafapnoe, die Schlafverlust verursachen können, einschließlich Restless-Legs-Syndrom, Narkolepsie, REM-Schlafverhaltensstörungen, Bruxismus / Kieferpressen und Parasomnien. Winter verbindet auch Schlaflosigkeit mit Angst und schreibt, dass "Angst und Hilflosigkeit der Treibstoff ist, der Schlaflosigkeit vorantreibt". Dr. Winter glaubt an den Rat, "zu kontrollieren, was man kontrollieren kann". Er sagt: "Sie können nicht kontrollieren, ob Ihre Schlaflosigkeitstherapien funktionieren oder nicht. Sie können nur Ihre Reaktion auf die

[111] Winter, 2017

Verzögerungen kontrollieren, die Sie beim Versuch, einzuschlafen, erleben."[112]

Wie können wir unseren Schlaf verbessern? Das UCSD Sleep Medicine Center empfiehlt "die Begrenzung oder Vermeidung von Alkohol, die Begrenzung oder Vermeidung von Koffein, Entspannungsmethoden (z.B. Techniken der tiefen Atmung), die Benutzung des Bettes nur zum Schlafen, das Tragen von Ohrstöpseln und die Beseitigung von zusätzlichem Licht im Raum[und] die Änderung Ihres Schlafplans."[113]

Was, wenn Sie all das ausprobiert haben und trotzdem Hilfe beim Schlafen benötigen? Achtsamkeits-basierte Stressreduzierungsprogramme (MBSR) können bei Schlafstörungen helfen. Das UCSD Center for Mindfulness ist eine großartige Quelle für MBSR-Programme. Weitere Informationen finden Sie hier: https://health.ucsd.edu/specialties/mindfulness/programs/mbsr/Pages/default.aspx

---

[112] Winter, 2017

[113] Sleep Medicine Center, o.D.

Das National Institutes of Health bietet hier einen kostenlosen Online-Guide für gesunden Schlaf an:: https://www.nhlbi.nih.gov/files/docs/public/sleep/healthy_sleep.pdf

Behandlungen, durch die ich mich mehr in der Lage dazu fühle, meinen Schlaf zu kontrollieren:

____

____

____

Lassen Sie uns über Erschöpfung sprechen

Ich erwähnte den Unterschied zwischen dem Gefühl, erschöpft zu sein und dem Schläfrigkeitsgefühl früher in diesem Kapitel. Viele Menschen denken, dass die beste Heilung für das Gefühl der Erschöpfung nur eine gute Nachtruhe ist. Wenn das nur jedes Mal wahr wäre. Wenn Schlaf Ihre Erschöpfung nicht lindert, was können Sie tun? Hier sind einige Ideen.

Finden Sie heraus, was Ihre Batterien entlädt und gönnen Sie sich eine Pause. Sind Sie überarbeitet, zu verplant oder wollen zu viele Dinge auf einemal tun? Unsere Gesundheit an die erste Stelle zu setzen bedeutet, dass wir die schwierige Entscheidung treffen, andere im Stich zu lassen, indem wir unsere vollen Zeitpläne reduzieren.

Bitten Sie um Hilfe. Das ist besonders schwer, wenn wir glauben, dass "wenn etwas richtig gemacht werden soll, wir es selbst tun müssen".

Passen Sie Ihre Trainingseinheiten so an, dass Sie nach dem Training nicht erschöpfter sind als vorher. Dies kann einen langsamen Spaziergang in der Natur oder erholsames Yoga bedeuten.

Üben Sie Lachen. Oft ist Stress der Täter, wenn ich mich müde oder erschöpft fühle. Bennett & Lengacher haben einen aufschlussreichen Überblick über Forschungsergebnisse zum Zusammenhang zwischen Humor und dem Immunsystem zusammengestellt. Nur zu lächeln oder lustige Gedanken zu denken, reicht nicht aus, um das Immunsystem und die natürlichen Killerzellen (starke Immunsystem-Agenten) zu stärken; wir müssen laut lachen, um die positiven Vorteile von

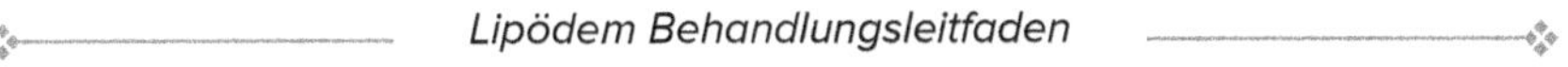

Humor nutzen zu können.[114] In Kapitel 8 werde ich Ihnen auch Lachyoga vorstellen.

Üben Sie Vergebung. Forscher haben herausgefunden, dass der Akt der Vergebung die Funktion des Immunsystems für Menschen mit einem geschwächten Immunsystem verbessern kann, was zu einem höheren Prozentsatz an CD4-Zellen (manchmal auch T-Zellen oder Helferzellen genannt) in der Gesamtzahl der Lymphozyten im Blut führt.[115] Reverend Michael Barry, PhD des Cancer Treatment Centers of America, erklärt, dass "Unversöhnlichkeit ein Zustand ist, in dem eine Person negative Emotionen, einschließlich Wut und Hass, für einen Verursacher des Schadens behält" und "dies einen Zustand chronischer Angst schafft."[116]

Zum Schluß und am wichtigsten: ergreifen Sie Maßnahmen um die Krankheit oder die Störung zu heilen, die diese Erschöpfung als Nebeneffekt mit sich bringen. Wie ich bereits erwähnt habe, können Müdigkeit und Erschöpfung durch Schilddrüsenprobleme,

[114] Bennet & Lengacher, 2009

[115] Harrison, 2011

[116] Harrison, 2011

Medikamenten-Nebenwirkungen, Eisenmangel, Untererernährung, Stress und viele andere Krankheiten und Zustände verursacht werden.

Löffeltheorie

Ich bin Christine Miserandino so dankbar, dass sie ihre Löffeltheorie mit der Welt teilt. Es ist wirklich ein Weg, andere über die wahre Schwierigkeit, mit einer chronischen Krankheit zu leben, aufzuklären.

Die Löffeltheorie bittet uns, uns vorzustellen, dass wir je nach Gesundheits- und Energieniveau jeden Tag eine bestimmte endliche Menge an Energie erhalten, die wir sinnvoll nutzen müssen. Miserandino, die Lupus hat, war in einem Restaurant und unterhielt sich mit ihrer besten Freundin darüber, wie es sich anfühlt, krank zu sein. Sie stellte diese endliche Energiemenge mit dem Besteck auf dem Tisch dar. Sie gab ihrer besten Freundin eine Anzahl von Löffeln und sagte ihr, dass sie, wenn sie das Leben mit einer chronischen Krankheit erleben wolle, je einen Löffel einlösen müsste, um aufzustehen, sich zu richten, Auto zu fahren, zu arbeiten, etc. Der Punkt: Es gibt nur diese Menge an

Löffeln, die eingelöst werden können, um den Tag zu überstehen.

Miserandino herinnert zich dat ze uitlegde dat “het verschil tussen ziek en gezond zijn is dat je keuzes moet maken en bewust moet nadenken over dingen waar anderen niet bij stilstaan. Gezonde mensen hebben de luxe van een leven zonder keuzes, een luxe die zij als vanzelfsprekend beschouwen.”[117]

Meine Mutter hatte eine nicht diagnostizierte Bindegewebserkrankung mit schmerzhaften Lipomen, die mit Lupus verwechselt wurde, und ich liebe es, dass ich mit immer mehr Menschen interagiere, die mit der Löffeltheorie vertraut sind. Lesen Sie mehr über Christine Miserandino auf ihrer Website www.butyoudontlooksick.com.

Wie ich meine Erschöpfung reduziere:

____

____

____

[117] Miserando, o.D.

Lernen Sie Karen Windsor kennen

Hier sind einige der Arten, wie Karen Windsor ein Lipödem erlebt:

Wie fühlt sich ein Lipödem an?

Ein Lipödem fühlt sich an wie schwere, erbsengroße Perlen im Körper, die einen herunterziehen. Sie kontrollieren dein Gewicht: weil sie schwer wiegen; wiegst du schwer. Es ist schmerzhaft, wenn sie sich entzünden, was sich dann auf deine Mobilität auswirkt. Es fühlt sich an, als hätte ein Außerirdischer deinen Körper erobert. Physiologisch hat es eine massive Wirkung auf das Gehirn. Es ist schwer zu glauben, dass man ein Mensch ist, nicht eine Krankheit.

Wie haben Familie und Freunde auf Ihre Diagnose reagiert? Wie unterstützen sie dich?

Ich hatte sehr viel Glück. Ich weiß, dass so viele andere es nicht haben. Meine Familie hat mich vom ersten Tag der Diagnose an unterstützt, aber vor der Diagnose würden meine Familie und Freunde mir ständig sagen, ich solle mich besser ernähren[oder] mehr bewegen.

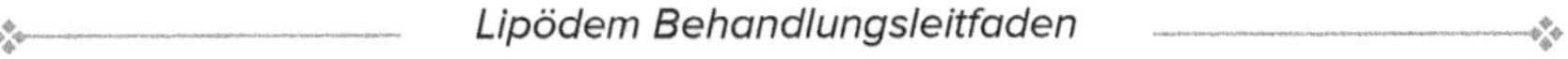

[Sie sagten mir] Ich war mein eigener schlimmster Feind, dachten, ich würde heimlich essen, was seine eigene Wirkung auf mich hatte, zb. Bin ich, wenn ich zum Abendessen mit ihnen gehe, immer noch davon überzeugt, dass Familie oder Freunde darauf achten, was ich esse, oder sogar die Menschen in der Öffentlichkeit. Ich wurde in der Schule geärgert. Ich war das fette Mädchen, das sich nie gefühlt hat, als würde es dazugehören. Jetzt stehen meine Familie und Freunde zu 100% hinter mir.

Ich denke, ich langweile sie wahrscheinlich bis zur Unendlichkeit mit meinen Forschungsergebnissen, etc. Ich finde, dass sich 80% des Lebens um meinen Krankheiten dreht. Ich bin leidenschaftlich.

Wie behandeln Sie Ihr Lipödem?

Ich mache Übungen mit geringer Belastung und Gewichtheben. Ich mache eine Reflexzonen Lymphdrainage und regelmäßige Reflexzonenmassagen. Ich schwimme, da Schwimmen wie eine Form der MLD ist, der manuellen Lymphdrainage. Ich benutze einen fascial blaster, denn so wie ich es verstehe, bleibt Lipödemfett in der Sustanz unserer Faszien stecken. Ich trockenbürste, um die Lymphe in Bewegung zu halten – eine sehr günstige und effektive Art, die Lymphe zu behandeln. Ich habe gerade erst angefangen, auch zu schröpfen; auch das ist eine sehr effektive Art, das Blut am Pumpen zu halten[und] wiederum, die Lymphe in Bewegung zu halten.

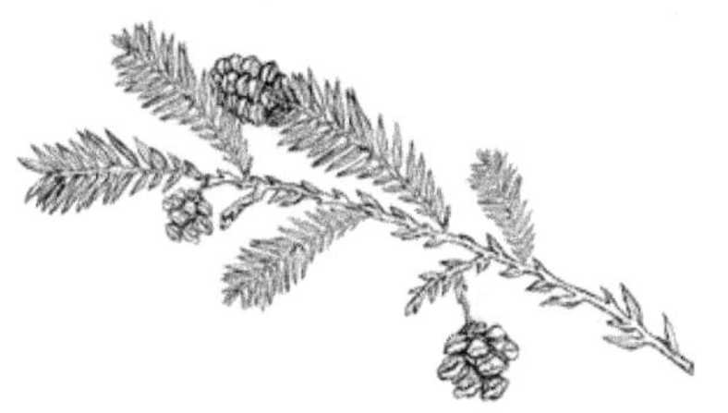

KAPITEL 6

STÄRKUNG UNSERES LYMPFSYSTEMS

Ich liebe es, Informationen über unser Lymphsystem mit Menschen zu teilen! Wenn ich mit öffentlichen Gruppen spreche, sind die Leute normalerweise sehr daran interessiert, mehr über ihre Lymphbahnen zu erfahren, da diese in den Anatomie- und Physiologiekursen der High-School einfach nicht im Detail behandelt werden.

Das Wichtigste zuerst: Was ist das Lymphsystem?

Grundsätzlich arbeitet das Lymphsystem mit dem Kreislauf unseres Körpers und ist Teil des Immunsystems unseres Körpers. Die meisten von uns wissen etwas über den Kreislauf. Das Blut trägt die Nahrung, die unsere Zellen brauchen, um zu gedeihen – Blut verlässt das Herz und wandert zuerst in unsere Arterien, dann zu den Kapillaren und schließlich durch die Kapillarwand zu jeder einzelnen Zelle. Die von den Zellen benötigten Nährstoffe werden aus dem Blut in die Kapillare und von dort in den Bereich um die Zellen herumgedrückt. Die Zellen nehmen das, was sie brauchen, und entsorgen alle ihre Abfallprodukte in die Flüssigkeit im Interstitium, dem mit Flüssigkeit gefüllten Raum zwischen der Haut und den Organen des Körpers. Wo ist das Lymphsystem bei all dem? Diese interstitielle Flüssigkeit, die Protein- und Fettmoleküle, Abfallprodukte und Wasser enthält, wird über das Lymphsystem, NICHT über die Blutbahn, zum Herzen zurückgeführt. Das Lymphsystem ist ein Netzwerk von kleinen Schläuchen, die diese Flüssigkeit mit Hilfe von Lymphknoten transportieren und filtern. Die Lymphflüssigkeit verbindet sich wieder mit der Blutbahn an einem Punkt knapp über dem Herzen in der Nähe unserer Schlüsselbeine.

Der Zusammenhang zwischen Fettgewebe und lymphatischem Gewebe

Fettgewebe und lymphatisches Gewebe liegen in unserem ganzen Körper dicht beieinander. Fettgewebe besteht aus Fettzellen und diese Zellen produzieren Hormone, die Adipokine genannt werden. Adipokine können Lymphgefäße schädigen, was zu Lymphleckagen führt und die Kontraktilität der Lymphgefäße beeinträchtigt. Adipogenese ist die Bildung von Fettgewebe. Wenn das Lymphsystem nicht normal funktioniert, "stimuliert die Lymphstauung Adipogenese und Adipogenese kann die lymphatische Funktion weiter beeinträchtigen."[118]

Lymphödeme

Einige Menschen mit Lipödem können auch ein Lymphödem entwickeln, ein Zustand, bei dem das Lymphsystem betroffen ist und sich eiweißreiche Flüssigkeit im Körper ansammelt. Ich sehe regelmäßig Kommentare und Fragen in Lipödem-Supportgruppen, in denen einige Leute glühende Rezensionen über manuelle Lymphdrainage und "Pumpen" schreiben, während andere denken, dass es Zeitverschwendung ist. Denn einige Menschen mit Lipödem haben auch ein Lymphödem und andere nicht.

[118] Bertsch, 2015

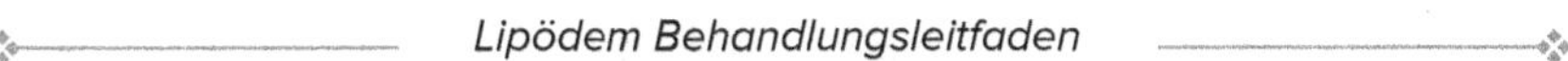

Wie fühlt sich ein Lipödem mit Lymphödem an?

Herbst et al. fanden eine "Zunahme von Kurzatmigkeit, Herzrasen, Harndrang und Taubheitsgefühl bei Patienten mit Lipödem im Stadium 3" und "gehen davon aus, dass diese Symptome auf eine übermäßige Flüssigkeitsansammlung im Körper aus Pre-Lymph- oder Lymphflüssigkeit hindeuten". Sie empfahlen, dass "die Entwicklung von Lymphödem bei einem Patienten mit Lipödem nicht nur eine Neubehandlung durch einen Lymphdrainage-Therapeuten, sondern auch eine Suche nach Venenerkrankungen durch einen Gefäßchirurgen, nach sich ziehen sollte. Außerdem sollte eine Schlafstudie zur Abklärung des Vorhandenseins von obstruktiver Schlapapnoe in Betracht gezogen werden und ein Echokardiogramm, zum Ausschluss von Risiken für Herzversagen durchgeführt werden."[119]

Verdammter Mist, das klingt beängstigend! Ich will Sie nicht erschrecken, ich will nur sicherstellen, dass Sie die Gesundheitsversorgung bekommen, die Sie verdienen. Ich habe einen Link zu dem Dokument,

[119] Herbst et al., 2015

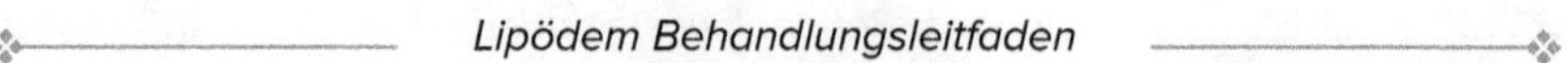

das ich gerade zitiert habe, mit dem Titel "Lipödema Fat and Signs and Symptoms of Illness, Increase with Advancing Stage" in den Ressourcenteil dieses Buches aufgenommen, damit Sie es mit Ihrem Arzt teilen können, wenn dieser Fragen hat.

Wie halten wir unsere Lymphe am Laufen? Es gibt mehrere Möglichkeiten, das Lymphsystem zu unterstützen, einschließlich:

Zwerchfell-(Bauch-)Atmung Sport und Muskelbewegung – Mobilisierung der Körpergelenke, Nutzung der "Wadenpumpe" durch aktivieren der Waden und langsames, längeres Dehnen.

Außendruck – Wasserbäder oder Tragen von Verbands- und Kompressionskleidung

Anwendung einer externen Kompressionstechnik wie zB. manuelle Lymphdrainagen, intermittierende pneumatische Kompressionstherapie oder Trockenbürsten.

Lassen Sie uns genauer werden. Über die manuelle Lymphdrainage habe ich bereits in Kapitel 4 berichtet. Es ist eine leichte Druckmassagetechnik,

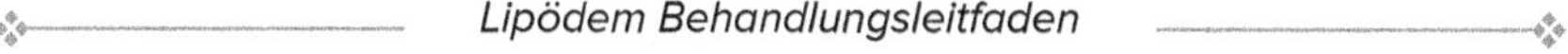

die das Lymphsystem dazu anregt, zusätzliche Flüssigkeit zu transportieren und diese durch unsere Lymphknoten zu filtern, bevor sie zum Herzen zurückkehrt. Kompressionskleidung wird auch in Kapitel 4 behandelt und Übungen/Bewegung werden im nächsten Kapitel behandelt. Im Folgenden werde ich Informationen über die Atmung, Übungen speziell für das Lymphsystem, die intermittierende pneumatische Kompressionstherapie und das Trockenbürsten mit Ihnen teilen. Wenn Sie an noch mehr Tipps zur Stärkung Ihres Lymphsystems interessiert sind, lesen Sie bitte mein Buch Swollen, Bloated and Puffy.

Atmung für unser Lymphsystem

Wenn eine tiefere Atmung helfen kann, probieren wir es aus! Üben Sie die Bauchatmung, indem Sie sich auf den Rücken oder in einen Liegestuhl legen. Legen Sie Ihre Hände auf den unteren Teil Ihres Brustkorbs, in die Nähe Ihres Bauchnabels. Wenn Sie dazu neigen, einen angespannten Kiefer zu bekommen, versuchen Sie, die Spitze Ihrer Zunge an den Gaumen zu legen, um Ihren Kiefer zu entspannen. Atmen Sie tief durch die Nase ein. Können Sie fühlen, wie sich Ihr Brustkorb anhebt und Ihr Bauch ausdehnt? Atmen Sie vollständig aus. Das ist eine Bauch- oder Zwerchfellatmung.

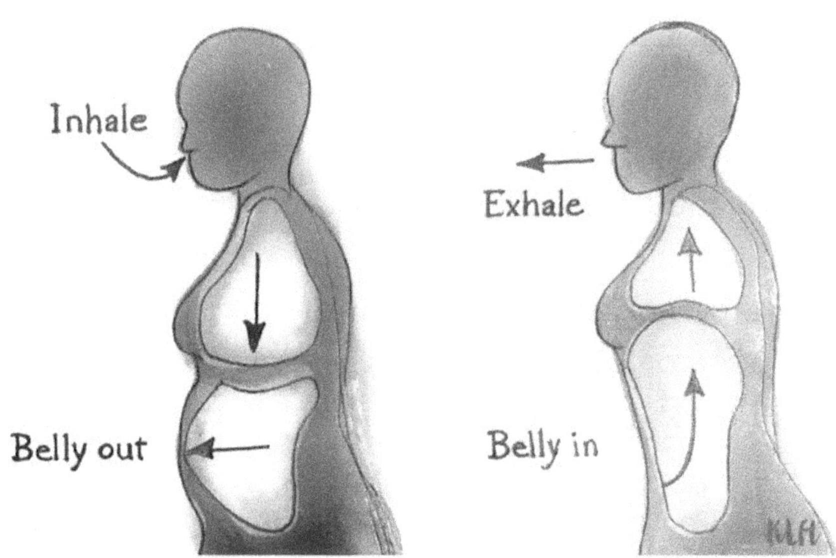

Die schlimmsten Feinde der Bauchatmung sind die Gewohnheiten, unsere Bäuche einzuziehen, um dünner auszusehen und enge Kleidung zu tragen, die unseren Bauchbereich zusammendrückt. Erwägen Sie, weniger einengende Kleidung zu tragen um Ihren Bauch beim Atmen frei bewegen zu können (aber tragen Sie weiterhin Lipödem-Kompressionskleidung). Das Buch Breathe von Dr. Belisa Vranich ist ein tiefer Einstieg in die Umschulung des Atmens. Mehr über Atmung und den Vagusnerv erfahren Sie auch in Kapitel 4.

Übungen für das Lymphsystem

YouTube ist eine wunderbare Quelle für Lernübungen, die den Lymphabfluss fördern, besonders wenn der Vortragende ein Physiotherapeut, Ergotherapeut oder zertifizierter Lymphödemtherapeut ist. Die Physiotherapeuten Bob Schrupp und Brad Heineck sowie Aaron Kast stellen auf ihrem YouTube-Kanal eine Reihe von Übungen vor, um Schwellungen der Arme und Bein zu reduzieren. Diese Armübungen beinhalten „Hühnerflügel", „Schulterblattpressen" und tiefe Atmung. Beinübungen beinhalten Waden-/Knöchelübungen mit erhöhten Beinen, Zehenklopfen, Popressen und mehr. Finden Sie diese Videos und mehr auf https://www.youtube.com/user/physicaltherapyvideo und suchen Sie nach "lymphedema".

Menschen, die Schwierigkeiten beim Stehen und Gehen haben, können auch von Geräten profitieren, dabei helfen, ihre Gelenke zu bewegen. Die RAGodoy®-Geräte sind "passive und aktive elektromechanische

Geräte zur Stimulierung des venösen und lymphatischen Rückflusses durch Muskelaktivität."[120] Sehen Sie sich diese Geräte unter http://en.drenagemlinfatica.com.br/apparatuses.

Intermittierende pneumatische Kompressionstherapie

Lassen Sie mich mit der vollständigen Offenlegung beginnen: Ich bin Vertragstrainer bei Tactile Medical, einem Hersteller von Lymphödempumpen.

Die Intermittierende Pneumatische Kompressionstherapie (IPC), auch als "Pumpe" oder "Lymphödempumpe" bezeichnet, wird bei einigen Menschen mit Lipödem und Lymphödem empfohlen. Ja, diese Pumpen können sehr teuer sein, also schauen wir uns die Forschungsergebnisse an.

Laut "Specialist approaches to managing lipoedema" von Amy Fetzer ergänzt IPC "andere konservative Behandlungen wie Kompression und MLD, wird aber manchmal isoliert von Patienten eingesetzt, die

[120] Mechanical Lymphatic Therapy with the RAGodoy® Apparatus - Limbs, 2017

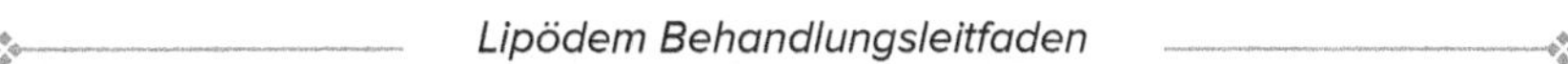

keine Kleidung tragen wollen oder können, aber IPC vertragen."[121]

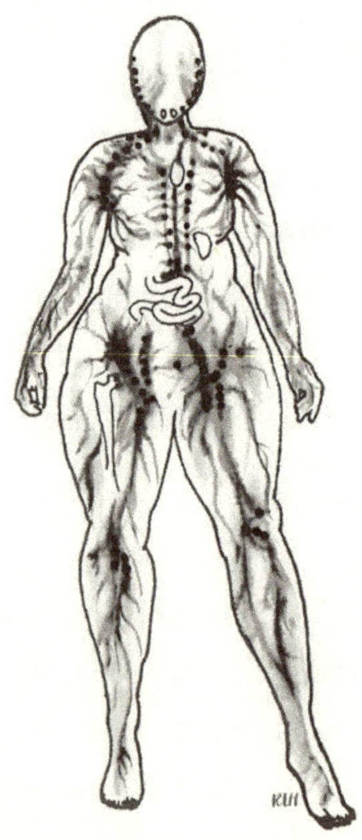

In dem Beitrag "Lipedema: an overview of its clinical manifestatons, diagnosis and treatment oft the disproportional fatty desposition syndrome-systematic review", sagen Forner-Cordero et al., dass

[121] Fetzer, 2016

die intermittierende pneumatische Kompression " überwiegend den venösen Blutfluss verbessern kann und die Lymphproduktion bei Reduzierung der Kapillarüberlastung verringert."[122]

Wenn Sie der Meinung sind, dass eine intermittierende pneumatische Kompressionstherapie das Richtige für Sie ist, sprechen Sie mit Ihrem Arzt und fragen Sie nach einem Rezept.

Trockenbürsten

Trockenbürsten kann auch dazu beitragen, den Lymphabfluss zu verbessern. Meine Grundregeln zum Trockenbürsten sind die Verwendung einer Bürste mit weichen Borsten und die Pflege der Haut, besonders wenn das Immunsystem beeinträchtigt ist. Die Bürste sollte Sie dabei nicht nur streicheln oder über die Haut gleiten. Wir müssen die Haut tatsächlich bewegen und dehnen, um die Lymphkapillaren zu öffnen und Schwellungen zu reduzieren. Tipp: Einige Leute haben festgestellt, dass sie beim ersten Trockenbürsten eine Menge abgestorbene Haut entfernen, also setzen Sie

[122] Forner-Cordero et al., 2012

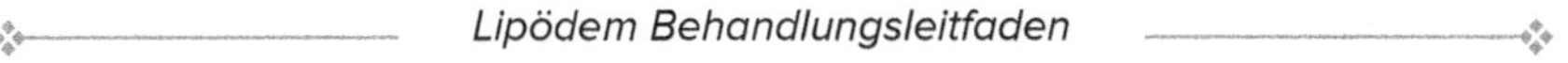

sich auf ein Handtuch oder trockenbürsten draußen, wenn das ein Problem für Sie sein könnte.

Ich habe eine sehr beschäftigte Kundin der es nicht einmal mehr auffällt trockenzubürsten. Ihre Bürste liegt direkt vor ihrer Dusche und sie benutzt sie für ein paar Minuten in ihrer Dusche, bevor sie das Wasser aufdreht. Wenn Sie sich nicht einmal mehr daran erinnern können, ihre Trockenbürste zu benutzen, haben Sie diese Routine wohl erfolgreich in Ihren Alltag integriert.

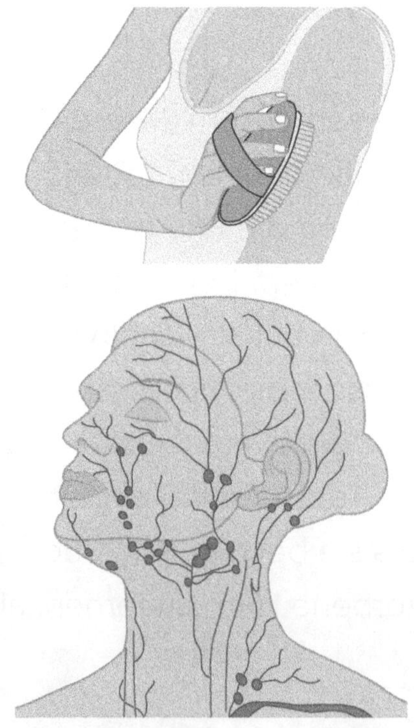

Meine wichtigsten Tipps zum Trockenbürsten

Wenn Sie Naturborsten verwenden, stellen Sie sicher, dass Sie Ihre Trockenbürste nie in der Dusche oder in der Badewanne verwendet (nass gemacht) wurde. Halten Sie eine separate, nur zum Bürsten, bereit.

Wenn Sie wegen der Gefahr von Hautschäden Bedenken bei Naturborsten haben, sollten Sie Kunstborsten oder sogar eine weiche Tierhaarbürste zum Trockenbürsten verwenden.

- Bürsten Sie entlang des Verlaufs des Lymphsystems
- Trockenbürsten Sie vor dem Duschen oder Sport, wenn die Haut trocken ist
- Bürsten Sie nicht zu viel! Hören Sie auf, bevor die Haut empfindlich oder rot wird
- Benutzen Sie Feuchtigkeitscreme nach dem Trockenbürsten (oder nach der Dusche danach)

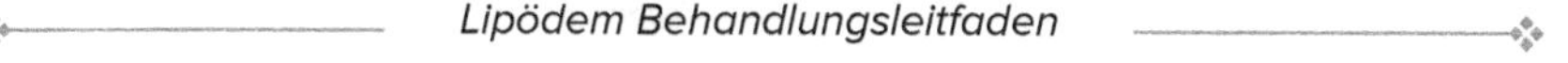

Wenn Sie das Trockenbürsten ausprobieren möchten, verwenden Sie das folgende Diagramm:

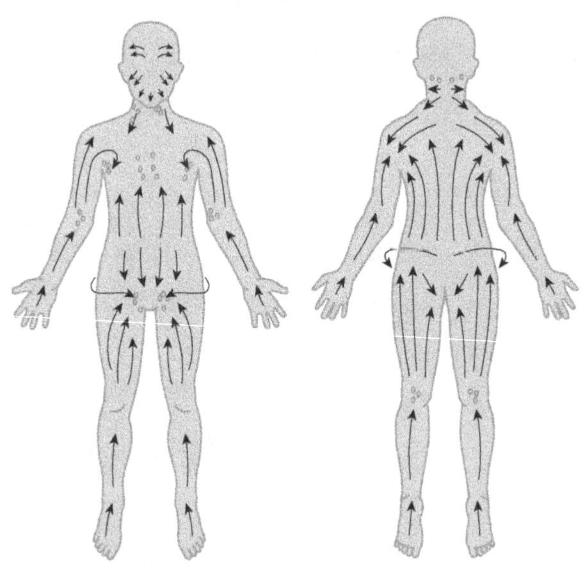

Möglichkeiten, wie ich die lymphatische Funktion steigern kann, damit ich mehr Kontrolle über mein Lipödem und Lymphödem habe:

____

____

____

Ein wichtiger Grund, um Ihr Lymphsystem zu stärken: Cellulitis

Cellulitis ist eine bakterielle Infektion der Haut. Sie beginnt klein und wird zu einem wütenden, heißen roten Ausschlag. Sie wird mit Antibiotika behandelt. Das Risiko, dass eine Cellulitis sehr schwerwiegend verläuft, ist erhöht, wenn wir Probleme mit dem Lymphabfluss haben, wie z.B. bei Lymphödemen. Wiederholte Cellulitis kann auch die Symptome eines Lymphödems verschlimmern.

Was bereitet mir im Moment am meisten Sorgen, wenn es um die Gesundheit meines Lymphsystems geht?

____

____

____

Was denke ich, ist die eine Veränderung, die die Gesundheit meines Lymphsystems am meisten verbessern würde, zu der ich bereit wäre?

____

____

____

Wie wichtig ist das Ganze meiner Meinung nach?

____

____

____

Lernen sie Marlies Wesselius-Gerritsen kennen

Website: www.b-u-niq.nl und Instagram: @b.u.niq

Hier sind einige der Arten, wie Marlies Wesselius-Gerritsen ein Lipödem erlebt.

Wie fühlt sich ein Lipödem an?

Als ich in die Pubertät kam, bemerkte ich, dass meine Beine zu wachsen begannen. Sie begannen zu schmerzen und wurden immer öfter unruhig. Als Kind hatte ich immer starke Wachstumsschmerzen. Also dachte ich, das wäre der nächste Schritt, den ich einfach machen müsste. Als ich etwa 16 Jahre alt war, ging ich zu meinem Hausarzt und schilderte ihm meine täglichen Schmerzen. Zu diesem Zeitpunkt in meinem Leben spielte ich Basketball auf hohem Niveau. Der Hausarzt sagte, dass dies meine Beschwerden erklären würde.

Das Wachstum und die Schmerzen würden durch den Sport verursacht. Aufgrund der schnellen Dynamik (Springen, kurze Stopps, schnelle Starts) waren meine Beine aus seiner Sicht größer als sonst. So wenig wussten sowohl er als auch ich.

Von diesem Zeitpunkt an dauerte es fast 20 Jahre, bis die richtigen Diagnosen gestellt wurden. Ich wurde mit MS falsch diagnostiziert, und im Laufe der Jahre wurde ich immer mehr und mehr.

Als ich 2012 einen Fehltritt machte, der zu Rissen in meinen Knöchelbändern führte, brauchte ich über neun Monate, um diese zu regenerieren. Und sie waren nicht einmal ganz abgerissen ... Ich nahm 15 kg zu. Ich hatte den Tiefpunkt erreicht. Eines Tages beendete ich gerade einen Termin bei meinem Physiotherapeuten, bei dem ich mich bei ihm beschwerte, während ich den Flur auf und ab ging.

Eine Therapeutin hörte meine Beschwerden, und während sie sich dafür entschuldigte, dass sie sich in unser Gespräch eingemischt hatte, sagte sie mir schließlich, dass ich eine sehr typische Körperform hätte, die dem

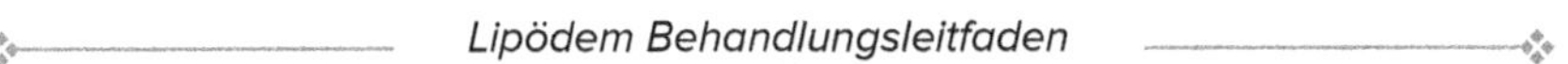

Profil des Lipödems entspräche. Sofort war ich skeptisch. Über 15 Jahre lang sagten mir die Ärzte, dass alles in meinem Kopf stattfinden würde, oder versahen mich mit allen möglichen Diagnosen, bei denen ich nicht in das Profil passte. Und sie sollte es einfach an meinem Aussehen erkennen können?!

Sie sagte mir, ich solle meine Symptome in Kombination mit einem Lipödem googeln. Und das tat ich auch. Plötzlich ergab alles Sinn und ich heulte mir die Augen aus dem Kopf! Erleichterung, dass ich endlich wusste, was mir diese Schmerzen bereitete, und Schock und Angst vor dem, was noch vor mir liegen würde.

Für mich, an dieser Stelle jetzt in meinem Leben, ist das Lipödem ein Teil von mir. Es hat eine Weile gedauert, bis ich an diesem Punkt ankam. Zuerst leugnete ich, änderte nichts daran. Schritt 2 war Trauer. Jetzt bin ich in einem Stadium, in dem ich gelernt habe, dass ein Lipödem nicht meine Identität definiert. Es ist eine chronische Krankheit, die mir die Möglichkeit gibt, mich bestmöglich um mich selbst zu kümmern. Und die mir das Geschenk macht, neue Menschen zu treffen und ihnen auf ihrem Lebensweg zu helfen. Für mich verwandelt sich diese Sache, die mich seit Jahren gequält hat, langsam in einen versteckten Segen.

Ich bin nicht mein Lipödem, ich bin gerade stark genug, um damit umzugehen und andere zu inspirieren.

Wie haben Familie und Freunde auf Ihre Diagnose reagiert? Wie unterstützen sie dich?

Meine Familie und meine Freunde reagierten alle sehr unterschiedlich. Einige von ihnen waren sehr freundlich und verständnisvoll. Mein (jetzt) Ehemann hat sich entschieden, von Anfang an an meiner Seite zu bleiben, auf der Suche nach Anerkennung, und dafür bin ich ihm seitdem dankbar. Wir sind zusammengewachsen und wir haben zusammen gekämpft.

Einige Angehörige meiner Familie und Freunde sagten, dass ich nur Ausreden benutzen würde, um fettleibig zu sein. Einige von ihnen haben es einfach ignoriert. Aber Tag für Tag, Jahr für Jahr mehr bemerken sie meinen Lebensstil. Sie fangen an, Fragen zu stellen, sie schieben ihre Urteile beiseite und einige entschuldigen sich sogar.

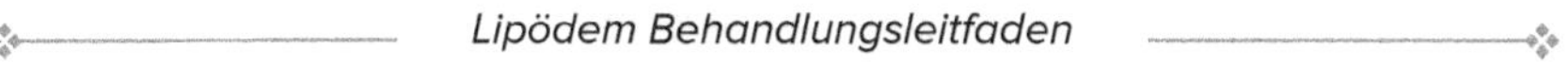

Finde Leute, denen du wichtig bist. Meine größte Veränderung kam durch meinem Personal Trainer. Er war einer von vielen in meinem Fitnessstudio, aber der erste, der meine Geschichte anhörte. Er ging ins Internet und half mir, die Bedeutung einer guten Pflege für sich selbst zu erkennen. Wir begannen mit Übungen auf niedrigem Niveau, um Entzündungen oder andere Probleme zu vermeiden. Er zwang mich, einen Schritt zurückzutreten, mich selbst anzusehen und mich wieder zu lieben. Das war es, was ich brauchte und was mir half, zu verarbeiten und mich um meiner selbst willen zu akzeptieren. Senk die Latte, hör auf Träume zu verfolgen, die unrealistisch sind.

Wie behandeln Sie Ihr Lipödem?

Zuerst habe ich MLD gestartet. Nach einer Weile spürte ich den Unterschied nicht mehr. Für mich hilft ein gezieltes Training. Ich gewann viel Muskelmasse, die meinen Körper und mein Lymphsystem dazu zwingt, härter und besser zu arbeiten. Geh und finde deinen Weg. Niemand von uns ist gleich. Trag deine Kompression, trainiere, entscheide dich für MLD. Versuche, deine Inspiration zu finden und das Beste aus dir herauszuholen. Denke daran, dass du kein Lipödem bist – es ist etwas, das du beherrschen kannst. Du bist nicht allein und es ist nicht deine Schuld.

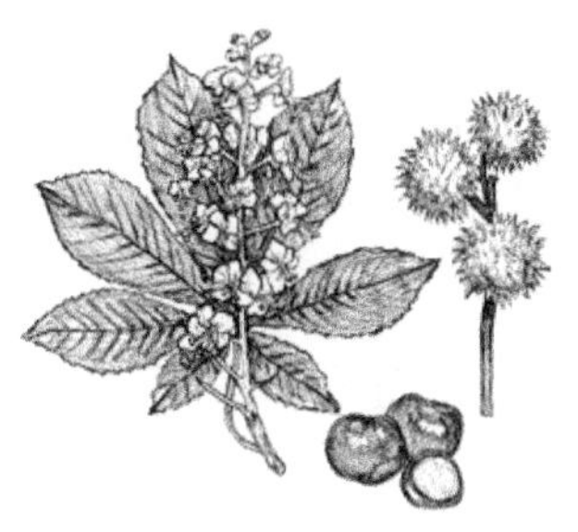

KAPITEL 7

MOBILITÄT UND KÖRPERLICHE AKTIVITÄT ZU EINEM ANGENEHMEN ERLEBNIS MACHEN

Das Kapitel über Bewegung kann für viele Menschen mit Lipödem das am schwierigsten zu lesende sein. Das bloße Denken an das Wort Sport kann Sportunterricht-Erinnerungen, erfolglose Versuche der Gewichtsabnahme, schmerzhafte Trainingseinheiten und Gefühle von Scham und Misserfolg zurückbringen.

Wie Dana Schuster und Lisa Tealer in ihrem Artikel "Exorcising the Exercise Mythos " schreiben, "besagt der Mythos „daran-arbeiten-dick-zu-sein", der von den meisten Menschen angenommen wird, dass Menschen dick werden, weil sie sich dafür entscheiden

Bewegung zu vermeiden und lieber auf dem Sofa sitzen und Donuts essen und TV schauen; und Sport ist dann die Bestrafung , die Buße, für dieses vorherige „schlechte" Verhalten."[123]

Ein weiterer Mythos, der damit Hand in Hand einhergeht, ist es "Fitness und körperliche Aktivität als Mittel zu sehen, um dünn, sexy und straff auszusehen, oder als Strafe für das Essen von "schlechten" Lebensmitteln."[124]

Das Ergebnis? Unsere Gesellschaft ist tief in dem Glauben verankert, dass Bewegung intensiv, schwierig und strafend sein muss, um effektiv zu sein.

Die Wahrheit ist, genauso, wie es viele verschiedene Körper auf der Welt gibt, gibt es viele verschiedene Arten von sportlichen Übungen. Einige Formen der Bewegung sind komfortabler und weniger schädlich für den von Lipödemen geplagten Körper als andere. Übungen, die unsere Gelenke bewegen, insbesondere

[123] Rothblum & Solovay, 2009

[124] Kite, 2016

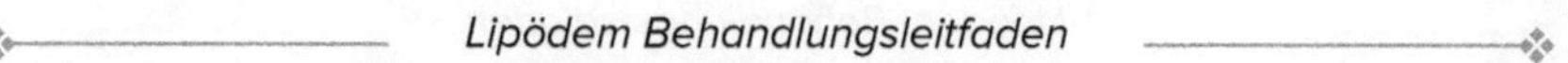

durch Mobilisation unserer Wadenmuskeln, können helfen, den Lymphabfluss zu verbessern.

Bewegung und körperliche Aktivität können Begriffe sein, die nicht so viele negative Konnotationen haben wie "Sport".

Welche Intensität der Übung ist die Beste?

Wenn Sie nach einem harten Training gelitten haben und Schmerzen verspürt haben, sind Sie nicht allein. Sie sollten hochintensive Übungen oder Aktivitäten vermeiden, die Schmerzen oder Blutergüsse verursachen oder verschlimmern[125] — oder zumindest Maßnahmen ergreifen, um das Risiko von Gelenkbelastung und Blutergüssen zu minimieren. Die Trainingsstufen sollten nicht zu intensiv sein.

Laut der Fat Disorders Resource Society kann "intensive Bewegung wie Laufen, Spinning-Kurse oder intensives – Krafttraining Ihren Muskeln Sauerstoff entziehen, was zu Entzündungen führt und Ihr Lipödem verschlimmern kann". Wann ist intensiv einfach zu

[125] Fetzer & Wise, 2015

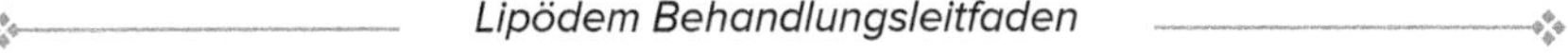

intensiv? Im Allgemeinen, wenn Sie "ein Brennen spüren" können. Dann ist diese Aktivität zu intensiv für Sie.[126] Denken Sie daran, dass dies ein allgemeiner Ratschlag ist. Wenn Sie gerne laufen, radeln oder Gewichte heben und keine negativen Auswirkungen verspüren, dann machen Sie bitte weiter so!

Wie viel Bewegung ist am besten?

In einer Nation, die von "kein Schmerz, keineGewinn" und Bestrafungsregimen besessen ist, ist es wichtig, gut gemeinte Ratschläge von Nicht-Experten zu ignorieren und stattdessen auf den eigenen Körper zu hören. Die ACE zertifizierte Sportinstruktorin Jeanette DePatie empfiehlt: "Beginnen Sie dort, wo auch immer Sie gerade sind. Wenn Sie nur fünf Minuten der Übung machen können, dann machen Sie fünf Minuten" und "tun Sie nur das, was Sie können und schämen Sie sich deswegen nicht."[127]

---

[126] Exercise, o.D.

[127] DePatie, 2011

Aber wenn ein wenig Bewegung helfen würde, würde uns ein SEHR VIEL Bewegung schneller ans Ziel bringen, oder?

DePatie warnt: "Die meisten von uns sind auf einen Zyklus von Panik, unrealistischen Erwartungen, alles oder nichts Denken, Versagen und dann wieder Panik konditioniert worden."[128] Achten Sie darauf, ob sich dieser Zyklus in Ihren Sportversuchen wiederholt. Beginnen Sie langsam und bauen allmählich auf, oder springen Sie vorwärts, versuchen mit anderen Schritt zu halten und enden dann wund oder sogar verletzt?

Welche Art von Coaching benötigen Sie?

Bevor wir zu den Übungen kommen, möchte ich, dass Sie sich ein paar Minuten Zeit nehmen, um Ihre Antworten auf die folgenden Fragen auf Papier zu bringen.

[128] DePatie, 2011

Haben Sie in der Vergangenheit negative Erfahrungen mit Sport gemacht? Was ist passiert?

___

___

___

Was würden Sie einer Freundin sagen, wenn sie die gleichen Probleme hätte?

___

___

___

Haben Menschen auf der ganzen Welt mit Lipödemen die gleichen Probleme?

___

___

___

Erzählen Sie eine Geschichte, wie Sie jemanden mit Freundlichkeit motiviert haben.

___

___

___

Aha! Sie werden sagen, ich weiß, was sie versucht! Ja, Sie haben mich erwischt. Diese letzte Übung sollte Sie daran erinnern, dass die superkritische innere Stimme, die viele von uns haben, uns nichts nützt, wenn es darum geht, uns zum Training zu motivieren. Eine bessere Möglichkeit, sich selbst zu motivieren, ist, den Tonfall der Stimme und der Worte so zu verwenden, wie wir sie verwenden würden, um einen geliebten Freund zu ermutigen. Wenn Sie sich eine Situation vorstellen können, in der Sie jemanden mit Freundlichkeit motiviert haben, haben Sie es bereits getan und gesehen, dass es funktionieren kann.

Aber ich muss mich selbst zur Rechenschaft ziehen!

Auch wenn ich den Wert der Freundlichkeit zu mir selbst kenne, weiß ich auch, dass ich ein wenig hinterhältig sein und jedes Schlupfloch nutzen kann, um zu rationalisieren um etwas nicht zu tun, was ich nicht tun will. Benutzen Sie auch Schlupflöcher? Rubins "Fragwürdige Annahme"-Schlupfloch beschreibt mehrere Schlupflöcher rund um das Thema Bewegung, darunter den Glauben, dass es bereits zu spät ist, um zu beginnen, und dass es unsinnig ist, einen Trainer

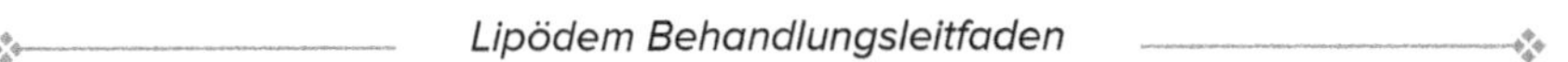

einzustellen oder für Kurse zu bezahlen, wenn wir andere Trainingspläne auch kostenlos durchführen können. Die zehn wichtigsten Schlupflöcher von Gretchen Rubin finden Sie hier: https://gretchenrubin.com/2014/02/which-of-these-10-categories-of-loopholes-do-you-invoke.

Haben Sie Übungen gefunden, die Sie mögen, aber festgestellt, dass sie einfach zu hart waren, um langfristig dabei zu bleiben? Rubin bietet hier einige gewohnheitsverändernde Strategien für das Training an: http://api.gretchenrubin.com/wpcontent/uploads/2014/12/8.5x11Exercising_oneshee.pdf.

Wie bei Rubins Tendenzprofil, das bereits früher im Buch behandelt wurde, kann es nützlich sein, Ihr DISC-Profil (Dominanz, Einfluss, Stabilität, Gewissenhaftigkeit; aus dem Englischen: Dominance, Influence, Steadiness, Conscientiousness) herauszufinden und es anzuwenden, um einen individuellen Trainingsansatz zu entwickeln. Nehmen Sie zunächst an einem der vielen DISC-Profil-Quizzes teil, die online verfügbar sind.

Eigenschaften der DISC Profile:

Dominanz: Sie können Trainingsherausforderungen annehmen und möchten direkt auf den Punkt kommen.

Einfluss: Sie arbeiten gerne an Trainingsplänen mit und lassen sich nicht gerne ignorieren.

Steadiness: Sie lassen sich nicht gerne hetzen und brauchen ein Coaching in ruhiger und unterstützender Weise.

Gewissenhaftigkeit: Sie genießen Unabhängigkeit, aber Sie müssen alle Details Ihres Trainings kennen und wollen nicht falsch liegen.

Eine weitere zu berücksichtigende Option ist die Änderung der Art und Weise, wie Sie Bewegung erleben. Nehmen wir zum Beispiel das Schwimmen. Einige würden sich beim Schwimmen als individuelle Aktivität wohler fühlen, bei der sie selbstständig nach ihrem eigenen Zeitplan ins Wasser gehen. Eine andere Möglichkeit ist es, einen Schwimmkumpel zu finden und entweder die Besuche im Schwimmbad

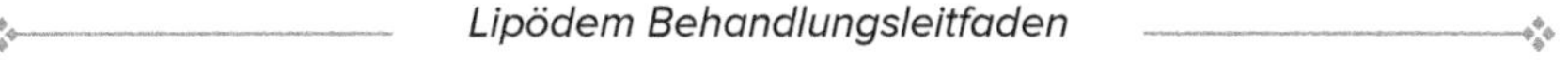

gemeinsam zu koordinieren oder sich gegenseitig für die Planung des Trainings verantwortlich zu machen.

Wenn Sie besser in Gruppen arbeiten und die Kameradschaft der Teammitglieder genießen, sollten Sie erwägen, einem Schwimmteam mit älteren Mitgliedern (über 40 Jahre) in einem lokalen Fitnessstudio oder Club beizutreten. Aerobic, Radfahren, Tanzen, Pilates, Tai Chi und Qi Gong, Yoga und Walking sind weitere Formen der Bewegung, die wir in Teams oder Gruppen genießen können.

Lassen Sie sich von Ihrer Persönlichkeit leiten. Wenn Sie gerne Zeit allein verbringen, kann eine Einzelübung eine gute Option sein. Wenn Sie ein oder zwei starke Freundschaften haben, würde vielleicht ein Trainingspartner helfen, den Sport angenehmer zu gestalten.

Wenn Sie Menschenmengen lieben und kontaktfreudig sind, kann Gruppen- oder Teamtraining ein unterhaltsames Erlebnis sein. Ich ermutige Sie, nach Gruppenkursen zu suchen, die dafür werben, dass sie "körperpositiv" sind und/oder "größere Körper" ansprechen.

Es ist gut zu wissen, dass wir uns nicht in eine Einheits-Fitness-Box zwängen müssen. Wie sonst können wir den Druck beim Training verringern? Kite empfiehlt, dass wir nicht vor Spiegeln trainieren, um eine Selbstobjektifizierung zu vermeiden, und dass wir Trainingskleidung tragen, die gut passt, ohne ständig angepasst werden zu müssen, Fitnessziele setzen, die nichts mit Gewicht oder Größe zu tun haben, und aufhören, zu wiegen und zu messen.[129] Lesen Sie alle ihre Tipps hier: https://beautyredefined.org/body-positive-fitness: https://beautyredefined.org/body-positive-fitness.

Für noch mehr positive Verstärkung rund um die Bewegung in unserem Leben besuchen Sie das Online-Programm "Wellness for All Bodies" des ACE zertifizierten Gesundheitscoaches Ragen Chastain hier: https://workplacewellnessforall.wordpress.com/offerings/wellness-for-all-bodies-program/.

[129] Kite, 2016

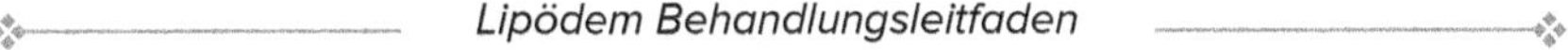

Mein DISC-Profiltyp

Was möchte ich aus dem Training / der Bewegung herausholen?

____

____

____

Was sind meine unrealistischen Erwartungen (Hinweis: Sie beinhalten normalerweise das Wort ‘sollte‘)

____

____

____

Wie ist Bewegung oder die Freude an Bewegung mit dem verbunden, was ich sein möchte?

____

____

____

Wo möchte ich trainieren (zu Hause, im Fitnessstudio, im Freien)?

____

____

____

Wann und wie oft möchte ich trainieren?

____

____

____

Welche Ressourcen stehen mir zur Verfügung, um eine Trainingsroutine auszuwählen und aufrechtzuerhalten (Freunde, Experten, Instruktoren)?

____

____

____

Was sind die besten Bewegungsarten?

Jetzt, da wir eine Vorstellung davon haben, wie wir in unserem Training gecoacht werden wollen, aus welchen Aktivitäten können wir wählen? Die folgenden Formen der körperlichen Aktivität können die Muskelkraft verbessern, die Belastung der Gelenke reduzieren, die Gelenke stabilisieren, den Lymphabfluss erhöhen und hoffentlich, wenn Sie sie genießen, Ihre Lebensqualität verbessern.

Aerobic: Stellen Sie sicher, dass Ihre Muskeln nicht "brennen", es sei denn, Sie wissen, dass Sie sich gut erholen können. Konzentrieren Sie sich auf die Bewegungen der Gelenke, schützen Sie Ihre Knie aber vor Überbeanspruchung.

Wassersport: Das Training im Wasser hilft dem Lymphsystem, während Sie ein tolles Training absolvieren. Sie haben keinen Pool in Ihrem Garten oder eine Mitgliedschaft im Fitnessstudio? Erfahren Sie, ob Sie sich für Silver Sneakers qualifizieren: https://www.silversneakers.com. Es gibt über ein Dutzend Einrichtungen mit Schwimmbädern in San Diego, die Silver Sneakers Mitglieder akzeptieren, und Tausende weitere landesweit in den Vereinigten Staaten. Informieren Sie sich über die preiswerten Wasserfitnesskurse der Stadt San Diego hier: https://

www.sandiego.gov/park-and-recreation/centers/aquatics/waterfitness.

Bauchtanz: Diese Form des Tanzes hat Vorteile für Körper und Geist.

Radfahren: Ob im Freien oder auf einem Indoor-Fahrrad, das Radfahren ist eine gute und schonende Übung. In vielen Städten gibt es Leihfahrräder. Zum Beispiel in San Diego‘s Pacific Beach, bringen Sie Ihren Helm mit an den Strand und genießen Sie eine Fahrradtour auf der Promenade für nur ein paar Dollar.

Tanzen: Rhythmische Ganzkörperübungen, die die Kniegelenke schonen, sind eine gute Option.

Kultureller Tanz: Hatten Ihre Vorfahren einen in ihrer Kultur heimischen Tanzstil? Die Erforschung von Tanztraditionen aus verschiedenen Kulturen kann Ihnen helfen, Bewegung zu finden, die zu Ihrer Seele spricht und Ihre Geschichte repräsentiert. Hier sind einige Optionen, die ich in der Gegend von San Diego gefunden habe:

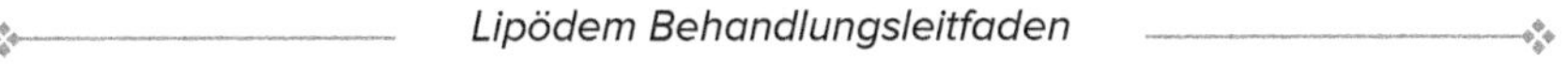

- **Indischer Tanz**: Naad Studios, www.thenaad-studios.com
- **Polynesischer Tanz:** Heali'i's Polynesian Revue, http://www.healiis.com/pages/classes.html
- **Indianischer Tanz**: The Soaring Eagles, http://www.californiaindianeducation.org/soaring_eagles
- **Volkstanzzentrum**: http://www.folkdancecenter.org/
- **World Beat Center**: http://www.worldbeatcenter.org/classes

Elliptische Maschine: Eine weitere Option für ein gutes und schonendes Training. Ich habe von Patienten gehört, die eine elliptische Maschine unter dem Tisch an ihrem Schreibtisch benutzen, um ihre Knöchel- und Kniegelenke in Bewegung zu halten, während sie bei der Arbeit über längere Zeiträume hinwegsitzen.

Hypoxi: Ein spezielles Training, das bei einigen Menschen mit Lipödemen funktioniert hat. Lesen Sie mehr über einige inoffizielle Forschungen hier: https://www.hypoxi.com.au/hypoxi-lipoedema-study-results

Lymphatisch fokussierte Bewegung: Ich habe ein paar Arten von sanften Bewegungen gesehen, die sich darauf konzentrieren, das Lymphsystem in Bewegung zu bringen. Lebed und Tripudio sind zwei Beispiele davon.

Kampfsport: Mehrere Menschen mit Lipödem haben mir gesagt, dass sie gerne Kampfsport betreiben. Eine Patientin erzählte, dass sie anfing, Kampfsport zu betreiben, bevor ein Lipödem diagnostiziert wurde, und sie sich immer gefragt hat, warum sie solche Probleme und übermäßige Schmerzen in ihren Beinen und Füßen hatte, während sie trainierte. Eine Operation wegen ihres Lipödems half ihr sehr. Sie trägt fußlose Kompressionskleidung unter der weit geschnittenen "Hakama" oder Hosen und hat festgestellt, dass sie ihre Schmerzen lindern kann, wenn sie an einem ein- oder zweitägigen Seminar teilnimmt.

Pilates: Ein beliebtes Training. Stellen Sie sicher, dass Ihr Lehrer bereit ist, Modifizierungen anzubieten, um

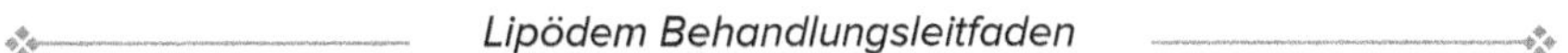

sicherzustellen, dass Sie aerob trainieren (vermeiden Sie das Brennen, wenn nötig) und Ihre Knie vor Überbeanspruchung geschützt sind.

Trampolin springen: Menschen mit Lymphödemen und Lipödemen können von sanften Springen auf einem Rebounder profitieren, der ein kleines Trampolin mit Sicherheitsbügel/Handlauf ist. Die Bewegung der Sprung- und Kniegelenke sowie die Kontraktion und Entspannung der Wadenmuskulatur helfen, Lymphflüssigkeit aus den Beinen und Füßen zu bewegen. Dies kann die Schwellungen in den Beinen, Knöcheln und Füßen reduzieren. Ziel ist es, so oft wie möglich pro Minute zu springen – kleinere Sprünge und eine gleichmäßige Bewegung sind der Schlüssel dazu.

Widerstandsbandübungen: Widerstandsbänder sind ein guter Anfang, um Körpergewichtsübungen in ihr-Training einzubeziehen.

Tauchen: JJ Wheaton, eine Moderatorin der FDRS-Konferenz 2018, hat Lipödeme und die Dercum's Disease und Linderung für ihre Schmerzen durch das

Tauchen gefunden. Grund dafür ist wahrscheinlich der erhöhte Druck in tiefem Wasser.

Dehnung: Längere Dehnung unterstützt den Lymphabfluss.

Schwimmen: Schwimmen ist eine großartige Form der Bewegung. Einige Menschen mit Lipödem finden, dass das Schwimmen mit Schwimmflossen einfacher ist. Sail Bay in San Diego ist ein wunderbarer Ort zum Schwimmen und Schnorcheln in Ufernähe. Sie wollen lieber nicht ins Meer? Eine Liste der öffentlichen Bäder in San Diego finden Sie hier: https://www.sandiego.gov/park-and-recreation/centers/aquatics. Ragen Chastain hat einen wunderbaren Blogbeitrag über das Tragen eines Badeanzuges in der Öffentlichkeit mit dem Titel "One Weird Trick for Swimsuit Season". verfasst. Zu lesen hier: https://danceswithfat.wordpress.com/2018/05/04/one-weird-trick-for-swimsuit-season.

Tai Chi und Qi Gong: Ausgezeichnete, schonende Trainingsformen. Achten Sie nur darauf, dass Sie tiefe Kniebeugen minimieren. Kostenlose Tai Chi und Qi Gong Kurse in San Diego finden Sie hier: http://www.sdce.edu/schedule#/emeritus.

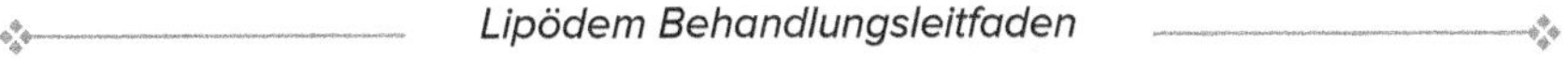

Ganzkörper-Vibration: Vibrationsplatten arbeiten daran, das Körpergefühl zu verbessern und Schwellungen zu reduzieren. Es kann kompliziert sein, den richtigen Stil zu wählen; sehen Sie sich das Video Pumping, Vibration und Dry Brushing an, um sich von der zertifizierten Lymphödem-Therapeutin Molly Nettles beraten zu lassen. https://youtu.be/e_RULqEPJxM

Wandern und Nordic Walking: Hervorragende Übungen mit geringer Belastung. Stellen Sie sicher, dass Sie geeignetes Schuhwerk tragen, das Ihre Füße stützt, besonders wenn Sie einen Plattfuß haben.

Wohin sollen Sie gehen? Sie können überall hingehen, aber Swami, Barron & Furnham fanden heraus, dass ein 30- bis 35-minütiger "Spaziergang in einer natürlichen Umgebung zu einer deutlich höheren Wertschätzung des Körpergefühls führte" als ein Spaziergang "in einer städtischen Umgebung.[130]

DePaties Buch The Fat Chick Works Out bietet ein großartiges Einsteiger-Walking-Programm.

[130] Swami et al., 2018

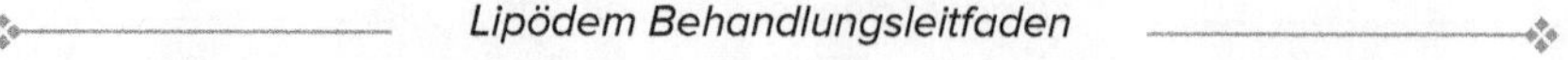

Elizabeth Cook hat ein Lipödem und sagt: "Nordic Walking ist großartig. Es ist ein kostenloses Training, das ich fast überall machen kann, und ich mache es gerne, was bedeutet, dass ich auch motiviert bin zu gehen. Was ich auch genieße, ist die erhöhte Herzfrequenz, ohne dass ich laufen muss. Es macht soviel mehr aus meinem Training und doch fühlt es sich so einfach an."[131]

Gewichtheben: Eine großartige Möglichkeit, Muskeln aufzubauen, wenn man jedoch darauf achtet, dass das brennende Gefühl in den Muskeln auch auf eine Entzündung hinweisen kann. Eine gute Option ist es, mit Körpergewichtsübungen mit Trainingsbändern zu beginnen und die Hilfe eines Personal Trainers bei der Gestaltung des Trainings in Anspruch zu nehmen.

Rollstuhlübungen: Vor Ort bietet SHARP Grossmont einen kostenlosen 8-wöchigen Rollstuhltanzkurs an. Weitere Informationen finden Sie hier: https://www.sharp.com/services/rehab/wheelchair-dancing.cfm.

---

[131] Cook, E. Personal communication, 27 april 2018

ACE Profi David Stamps hat mehrere Videos für Stuhl- und Bettenübungen. Sehen Sie sich hier einen Beispielclip an: https://youtu.be/QqbXpfKp_g8.

Eine umfangreiche Liste der Ressourcen für sitzende Übungen finden Sie unter LipedemaTreatmentGuide.com.

Yoga und lymphatisches Yoga: Shoosh Lettick Crotzer hat einen komplettes Ganzkörper "Lymphabfluss" Übungen Video hier: https://youtu.be/8btp39n5luc.

Mehr über Yoga

Laura Burns ist Yogalehrerin in Houston, Texas. Laut ihrer Website https://www.radicalbodylove.com in die Welt der Selbstfürsorge und Selbstliebe einzutauchen, indem sie sich an der Schnittstelle von Yoga und Körper-Positivität treffen". Sie war großzügig genug, um mit uns einige Tipps der Yogapraxis zu teilen!

Wie können Menschen einen größenfreundlichen Yogalehrer finden?

Eine gute Möglichkeit damit zu beginnen ist, curvyyyoga.com und yogaforalltraining.com zu besuchen und unter der Kategorie „Orte" zu suchen. Auch eine einfache Google-Suche nach Ihrer Stadt und den Begriffen barrierefreies Yoga, sanftes Yoga, Körperpositives-Yoga, Plus Size Yoga, etc. könnte jemanden in Ihrer Nähe auftauchen lassen. Das könnte aber auch nicht der Fall sein, da es um ehrlich zu sein, nicht sehr viele Yogalehrer gibt die auf diesem Gebiet ausgebildet wurden. Es kann sein, dass es Studios in Ihrer Nähe gibt, die diese Art von Unterricht anbieten, aber manchmal kann es schwierig sein, herauszufinden, welche gut sind und welche potenziell traumatisch sind. Wenn du dich mutig fühlst, kannst du die Studios anrufen und fragen, ob sie Kurse für große Größen und körperpositive Lehrmethoden anbieten – aber sei darauf vorbereitet, dass die Leute keine Ahnung haben, wovon du sprichst ODER einfach schnell ja sagen um mit dir fertig zu werden. Leider ist simples Ausprobieren oft die einzigen Möglichkeiten, gute Instruktoren zu finden, aber das auch kann zu einer Reihe von schlechten Erfahrungen führen und damit zu dem Wunsch, es ganz aufzugeben. Ich spreche aus Erfahrung.

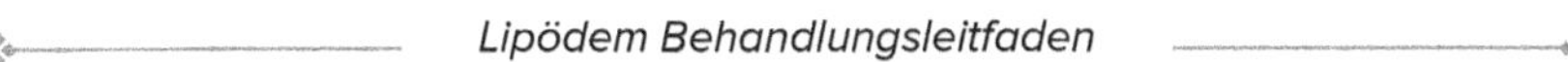

Welche Online-, Druck- oder DVD-Ressourcen würdest Du empfehlen?

DVDS und Streaming-Kurse: Die DVDS, die mein Leben verändert haben, sind die drei von Abby Lenz, der Erfinderin von Heavyweight Yoga. Sie sind einfach wundervvoll und enthalten Abschnitte für diejenigen, die, aus welchem Grund auch immer, nicht stehen können. Ich mag auch die Mega Yoga DVD von Megan Garcia. Für Streaming-Kurse empfehle ich yogasteya.com, was von Dianne Bondy betrieben wird, die ein großartiger Yogi in Übergröße ist.

Soziale Medien: Checken Sie Instagram-Hashtags wie #bodypositiveYoga #fatyoga #plussizeyoga #zaccessibleYoga und #ybicoalition.

Bücher: Big Gal Yoga von Valerie Sagun, Curvy Yoga von Anna Guest-Jelley, Every Body Yoga von Jessamyn Stanley, Yoga XXL von Ingrid Kollack,[und] Mega Yoga von Megan Garcia.

Was gefällt dir an Yoga? Wie macht es dein Leben besser/wunderbarer?

Was ich an Yoga mag, ist, wie es mich mit mir selbst und der Welt um mich herum verbindet. Durch die Praxis und Erfahrung der 8 Glieder des Yoga finde ich Achtsamkeit, Verbindung, Erdung, Unbeschwertheit, Frieden und Komfort in meinem Körper. Bevor ich Yoga in meinem Leben hatte, war ich getrennt von meinem Körper und sehr negativ ihm gegenüber. Die Kombination von Yoga und Körper-Positivität rettete mein Leben und lehrte mich, mich selbst und andere so zu schätzen, wie wir in jedem Moment sind. Ich spreche gerne darüber, dass es keine Rolle spielt, wie unser Körper oder Leben in der Vergangenheit war oder wie es in der Zukunft sein könnte – was zählt, ist die Gegenwart, dieser Moment. Die Wertschätzung und Ehrerbietung unserer selbst schafft Selbstschätzung und Selbstliebe in einer Welt, die ständig versucht, uns davon zu überzeugen, dass wir nicht genug sind.

Einige Menschen mit Lipödem haben Sensibilitätsprobleme in ihren Unterkörpern (Berührungs-oder Druckschmerzen) und hätten

Probleme damit, dass Yogalehrer sie ohne Erlaubnis berühren. Was kannst du als Schüler tun, um mit dem Lehrer zu kommunizieren?

Das Beste, was du tun kannst, ist, vor dem Unterricht mit deinem Lehrer zu sprechen und ihm von deinem Zustand, deinen Schmerzen und deinem Wunsch, nicht berührt zu werden, zu erzählen. Wenn sie nicht auf dich hören oder dich ignorieren, geh und komm nicht zurück. Es gibt viele Yogakurse da draußen! Du brauchst niemals in einem Kurs mit einem Lehrer zu bleiben, der nicht daran interessiert ist, dir zuzuhören und deine Bedürfnisse zu respektieren.

Mehr über Laura Burns‘ Weisheiten erfahren Sie auf ihrer Website https://www.radicalbodylove.com.

Ermutigende Worte von Peggy Remington Merrill:

Ich habe gelernt... Bewegung ist wirklich wichtig für unseren Körper. Traditionelle Trainingsprogramme wie Gehen, Schwimmen, Krafttraining und Stretching sind wunderbar, aber nicht für jeden zugänglich. Herauszufinden, wie man mehr Bewegung in seine täglichen Aktivitäten einbringt, kann eine gute Möglichkeit sein, den Einstieg für weniger erfahrene Trainierende zu finden, kann aber auch für erfahrenen Trainierende geeignet sein, um bessere Ergebnisse zu erzielen. Erfahrene und unerfahrene Sportler profitieren davon, wenn sie sich im Alltag mehr bewegen. Besorgen Sie sich ein Haustier, einen Garten, erledigen sie mehr Besorgungen zu Fuß. Oder verwenden Sie einfach traditionelle Küchengeräte, die keinen Strom benötigen. Wie auch immer Sie es tun... das könnte Ihr Jahr sein, um sich zu bewegen, bewegen, bewegen, sich anders zu bewegen. Alle Zellen Ihres Körpers werden es Ihnen danken. Denken Sie bei der Erstellung Ihres Bewegungsplans über das Lipödem hinaus.[132]

Was ist das Schlimmste, das passieren kann, wenn ich mit dem Training anfange?

____

____

____

---

[132] E-Mail-Korrespondenz mit der Autorin, 18 Mai 2018

Und was kann ich tun, wenn das passiert?

___

___

___

Was ist das Schlimmste, das passieren könnte, wenn ich absolut nichts tue?

___

___

___

Mögliche Vorteile davon, diese Ideen auszuprobieren, um mehr Bewegung und Aktivität in meinen Alltag einzubringen:

___

___

___

Warum ich mehr Bewegung und Aktivität in meinen Alltag einbringen möchte?

___

___

___

Wie bereit ich bin, meinem Alltag aktiver zu gestalten?

____

____

____

Wie engagiert bin ich, Wege auszuprobieren, um meinen Alltag aktiver zu gestalten?

____

____

____

Dinge die ich bereits tue, um mich mehr zu bewegen:

____

____

____

Was könnte mir in den nächsten Wochen im Weg stehen, um das zu erreichen?

____

____

____

Wer oder was könnte mir helfen, diesen Plan in die Tat umzusetzen? Wo finde ich Trainingskleidung und -schuhe?

____

____

____

DePatie sagt: "Wenn du alte, schlecht Kleidung und billige Turnschuhe trägst, nur weil du auf einen neuen Körper wartest, der neue Kleidung verdient, dann brauchst du eine neue Einstellung."[133]

Wer wird in meinem Trainingsteam sein? Ein Personal Trainer? Ein Trainingspartner?

____

____

____

Aktivitäten, die ich ausprobieren möchte um mein Lipödem besser im Griff zu haben?

____

____

____

[133] DePatie, 2011

Wie kann ich meinen Fortschritt verfolgen?

____

____

____

Nachdem Sie sich nun entschieden haben, welche Aktivitäten Sie ausprobieren möchten, empfehle ich Ihnen, einen Fragebogen wie die RAND 36- Item Health Survey 1.0 auszufüllen. Sie können die Ergebnisse ausdrucken und abheften. Nehmen Sie den Fragebogen nach einem Monat wieder auf und sehen Sie, ob sich die Antworten aufgrund Ihres neuen, aktiveren Lebensstils geändert haben. Die Umfrage ist hier zu finden: https://www.rand.org/health/surveys_tools/mos/36-item-short-form/survey-instrument.html.

Wenn Sie Schmerzen im Zusammenhang mit Lipödemen haben, ist die Verfolgung Ihres Schmerzniveaus eine weitere Möglichkeit, um zu sehen, ob Bewegung einen Nutzen für Ihren Körper bringt. Sie können eine Schmerztracker-App herunterladen und verwenden oder einen Abschnitt in Ihr Tagebuch oder Journal einfügen, um die Schmerzintensität zu verfolgen.

Ein Wort zum Thema Juckreiz und Scheuern

Mehrere Menschen mit Lipödem haben festgestellt, dass sie beim Training oder bei der Anwendung von Vibrationen Juckreiz bekommen. Trockenbürsten vor und Duschen nach dem Training kann helfen. Die Verwendung von Haferseife kann eine weitere Möglichkeit darstellen, den Juckreiz zu reduzieren, insbesondere nach einer Operation.

Scheuern kann eine irritierende Nebenwirkung von Bewegung sein. Das Scheuern der Brustwarzen kann durch das Tragen eines richtig sitzenden Sport-BHs und das Anlegen eines Klebebandes über die Brustwarzen vor dem Training verbessert werden. Das Scheuern der Oberschenkel kann durch das Tragen längerer Shorts oder die Verwendung eines Anti-Scheuermittels (Creme), das im Laufbereich eines Sportfachgeschäfts zu finden ist, vermieden werden.

Ratschlag für Personal Trainer

Wenn Sie sich entscheiden, die Hilfe eines Personal Trainers in Anspruch zu nehmen, zeigen Sie ihm bitte diesen Abschnitt.

Als ACE-zertifiziertere Personal Trainerin würde ich mich freuen, wenn meine Kollegen selbstbewusst und kompetent:

- Kunden mit Lipödemsymptomen über die Krankheit informieren
- Kunden schützen und ihre individuellen Bedürfnisse verstehen
- Auf einfühlsamem Weg den Kunden mit Lipödemen zu helfen, ein Bewegungsprogramm zu finden, das für sie funktioniert

Symptome des Lipödems

Personal Trainer, es gehört zu unserer Arbeit, Menschen mit dieser Krankheit zu helfen. Ein Lipödem kann viele Komplikationen verursachen, einschließlich Gang- und Haltungsschäden, insbesondere Valgusdeformitäten, eingeschränkter Beweglichkeit der Knie und Plattfuß. Es kann auch zu Hypermobilität der Gelenke, Schmerzen, Neuropathien, Blutergüssen, psychosoziale Problemen und Kurzatmigkeit kommen und es ist oft fast unmöglich geeignete Trainingskleidung zu finden. Auch kann im weiteren Verlauf der Erkrankung Arthritis ins Spiel kommen. Herbst stellte fest, dass “die überschüssige Gewebsflüssigkeit benachbarte Strukturen schwächt, was zur Entwicklung von Gelenkschmerzen führt; mit fortschreitendem Lipödem entwickelt sich Arthritis.”[134] 133Canning und Bartholomew sagen: “Komplikationen sind sowohl medizinischer als auch psychologischer Natur. Zu den medizinischen Komplikationen gehören Gelenkprobleme an Hüfte und Knien, die zu schwierigem und schmerzhaftem Gehen führen können” und “psychische Probleme wie geringes Selbstwertgefühl, Angst und Depressionen.”[135]

Übungen für Klienten mit Lipödem

Für diese Kunden ist Bewegung unerlässlich. Warren Peled & Kappos sagen: “Geringe körperliche Aktivität ist ein Risikofaktor für die weitere Verschlechterung des Lipödems[......] Das ultimative Ziel therapeutischer Interventionen, ist die Verbesserung von Kraft und Fitness, um einen aktiven Lebensstil zu ermöglichen,

[134] Herbst, 2012

[135] Canning & Bartholomew, 2017

der dazu beitragen kann, einige Symptome zu lindern, insbesondere in leichteren Fällen."[136]

Die Bewegungsfähigkeit kann durch Ineffizienzen im Lymphsystem eingeschränkt sein. Herbst empfiehlt, dass die Behandlung der seltenen Fettgewebsstörung Multiple symmetrische Lipomatose (MSL) ein schonendes Training beinhaltet, um "Milchsäureansammlungen im Gewebe aufgrund eines schlechten Lymphabflusses zu vermeiden.[137] Ich habe aber auch mehrere Lipödemkranke gesehen, die regelmäßig Sport treiben und laufen, so dass jeder Körper als individuell angesehen werden muss. Es gibt keine einheitlichen Diagnosen, Symptome, Wirkungen oder Behandlungspläne.

Ziele für Klienten mit Lipödem

Möglicherweise müssen wir auch die Ziele anpassen. Anstatt Zentimeter und Pfund zu verlieren, können wir uns auf Aktivitäten des täglichen Lebens konzentrieren, wie z.B. das Gehen über längere Strecken (zu

[136] Warren, Peled & Kappos, 2016

[137] Herbst, 2012

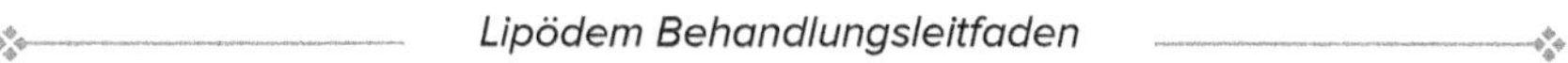

testen mit einem modifizierten Rockport RFWT, vielleicht dem 6MWT), das Ein- und Aussteigen aus dem Bett/Stuhl/Auto und andere für den Kunden wichtige Themen.

Lipödem und Muskelkraft

Eine niederländische Studie verglich Menschen mit größeren Körpern mit Menschen mit Lipödem und fand heraus, dass Menschen mit Lipödem eine etwas geringere Leistung bei dem 6MWT und eine erhöhte Muskelschwäche im Quadrizeps hatten. Laut van Esch-Smeenge et al. "zeigt die klinische Untersuchung von Patienten mit Lipödem oft einen Verlust an Muskelkraft und Leistungsfähigkeit im Vergleich zu Patienten ähnlicher Größe und stellt eine Herausforderung für Aktivitätsprogramme dar."[138] Laut Langendoen et al. zeigen Menschen mit Lipödem vom Typ Rusticanus Moncorps "ein häufigeres Auftreten von X-Beinen, Plattfüßen und eine mäßig beeinträchtigte Wadenmuskelpumpfunktion"."[139] Jagtman, Kuiper, & Brakkee fanden zudem heraus, dass Menschen

[138] Van Esch-Smeenge et al., 2017

[139] Langendoen et al., 2009

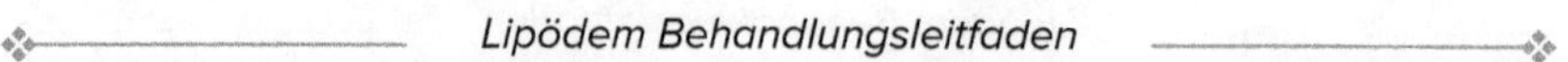

mit dem Lipödemtyp Rusticanus Moncorps ein "Hautelastizitätsdefizit der Wadenhaut" haben, das zum Teil auf Schwellungen der Wade zurückzuführen ist, aber auch auf "einen Bindegewebsdefekt der Faszie des Muskelraums."[140]

Hypermobilität

Eine weitere zu berücksichtigende Beeinträchtigung ist die Hypermobilität. Einige Menschen mit Lipödem haben hypermobile Gelenke. Wie könnte sich das auf das Training auswirken? Die Biomechanikerin Katy Bowman sagt: "Hypermobilität bedeutet nicht, dass Sie lange, lose Muskeln haben, sondern dass die Bänder eines Gelenks locker sind" und warnt davor, dass "Menschen mit hypermobilen Gelenken tatsächlich sehr (sehr, sehr, sehr!) straffe Muskeln haben."[141]

Ist Dehnen die Antwort? Hypermobile Menschen können es lieben, sich zu dehnen, können aber versehentlich ihre Gelenke während der Dehnung überdehnen. Bowman warnt davor, dass "diejenigen

---

[140] Jagtman et al., 1984

[141] Bowman, 2012

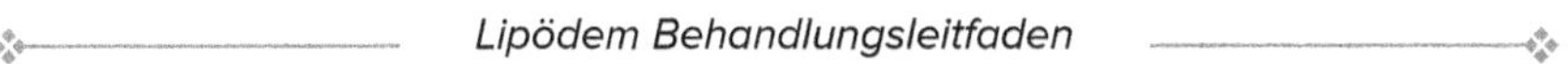

mit hypermobilen Gelenken, eher auf die Haltung ihrer Knochen achten sollten, um eine Dehnung zu umgehen".[142]

Hypermobile Kunden können mehr sportbedingte Verletzungen erleiden, als die durchschnittliche Bevölkerung und weniger Propriozeption haben. Sie können vom Erlernen und Aufrechterhalten der richtigen Position während des Trainings profitieren und sich dadurch auf die Stärkung der Stabilisierungsmuskulatur im ganzen Körper konzentrieren. Fokusieren Sie diese Kunden bei allen Übungen auf die richtige Position, damit sich nicht tagträumen oder geistig abdriften.

Erfahren Sie mehr über die Arbeit mit Patienten mit hypermobilen Gelenken im Webinar der Ehlers-Danlos-Gesellschaft zum Thema "Intelligent Exercise – How You Can Take Control With EDS" von Kathryn Lister, Associate Clinic Director bei Physiotherapie Associates. Das Webinar finden Sie hier: https://www.ehlers-danlos.com/intelligent-exercise-how-you-can-take-control-with-eds/. ch empfehle auch Sharon Goldmans IDEAfit-Artikel "How to handle

[142] Bowman, 2012

the Hypermobile Client" unter http://www.ideafit.com/fitness-library/how-to-handle-the-hypermobile-client.

Die Aktivität im Alltag steigern

Eine weitere gute Möglichkeit, wie wir unseren Kunden helfen können, ist, sie dazu zu bringen, ihre Haltung zu verbessern und sich effektiver zu bewegen. Das reduziert die Wahrscheinlichkeit von Verletzungen und hält sie unabhängig. Wie sitzen ihr Kunden auf einem Stuhl und kehren dann in den Stand zurück? Wie sitzen sie, wenn sie an einem Schreibtisch sitzen oder am Computer arbeiten? Wie stehen sie, wenn sie Hausarbeiten erledigen oder kochen (ausgeglichen auf beiden oder nur auf einem Fuß)? Manchmal kann das Durchgehen der Grundlagen mit einem Kunden die täglichen Aktivitäten weniger schmerzhaft gestalten. Informationen, wie die Tipps in diesem Wandervideo der Biomechanikerin Katy Bowman, weiterzugeben ist ein guter Anfang: https://youtu.be/cDleu_QL51U. Eine weitere großartige Ressource ist "Spotting and Fixing Flaws in Walking Biomechanics" von Justin Price, dem Entwickler der BioMechanics Method®. Der Artikel ist für IDEA-Mitglieder unter http://www.ideafit.com/fitness-library/spotting-and-fixing-flaws-in-walking-biomechanics. Price bietet auch eine "Einfache visuelle Beurteilung für Menschen mit Fuß- und Sprunggelenkschmerzen" unter https://youtu.be/Uwh35afMYFE.

Nahrungsergänzungsmittel

Was sind all diese Ergänzungsmittel auf dem Anamnesebogen Ihres Kunden? Mehr über Nahrungsergänzungsmittel bei Lipödemen, die Dr. Herbst empfiehlt, erfahren Sie hier: http://treat.medicine.arizona.edu/sites/treat.medicine.arizona.edu/files/medicine-and-supplements-handout-fdrs-2016_without_color.pdf. Sie könnten auch den Lymphedema and Lipedema Nutrition Guide: Foods, vitamins, minerals, and supplements, von Ehrlich et al. hilfreich finden, sowie Deborah Cusacks Nahrungsergänzungsprotokoll für Patienten mit Ehlers-Danlos-Syndrom, unter https://youtu.be/eZJR3d3Wwv8. Carrie Myers teilt Informationen darüber, wie einge bekannte Medikamente Kunden beim Training beeinflussen können, im ACE-Artikel "Common Medications and Their Effects on Exercise Response". Zu finden unter:

https://www.acefitness.org/education-and-resources/professional/certified/may-2018/6992/common-medications-and-their-effects-on-exercise-response.

Lassen Sie mich eines ganz klar sagen: Ich habe keine Erfahrung in der Beratung von Kunden zwecks Nahrungsergänzung, daher empfehle ich diese Protokolle nicht. Ich gebe diese Informationen lediglich weiter damit Personal Trainer über Nahrungsergänzungsmitttel informiert sind, die ihre Kunden zur Selbstbehandlung verwenden können.

Bitte lesen Sie auch Kapitel 12, “Fettabsaugung bei Lipödemen”, wenn Ihre Kunden nach der Operation wegen eines Lipödems trainieren.

Ihre Hilfe und Ermutigung kann das Fortschreiten dieser Krankheit verzögern oder verhindern und Ihren Kunden jahrelang eine verbesserte Mobilität und Lebensqualität bieten. Vielen Dank für die Arbeit, die Sie leisten!

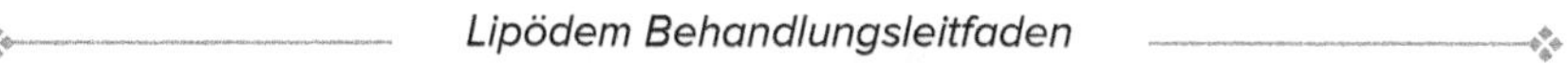

Lernen Sie Kathryn Lynn Hack kennen

Hier sind einige der Arten, wie Kathryn Lynn Hack ein Lipödem erlebt.

Wie fühlt sich ein Lipödem an?

Ein Lipödem fühlt sich an, als wäre mein Körper empfindlicher als der von anderen Menschen. Es tut weh, wenn meine kleinen Kinder mit ihren Ecken und Ellbogen auf mich springen. Mein Energieniveau variiert von Tag zu Tag und ich muss Ruhepausen in meinem Zeitplan ingetrieren.

Wie haben Familie und Freunde auf Ihre Diagnose reagiert? Wie unterstützen sie Sie?

Meine Familie und Freunde waren neugierig und freundlich, als ich ihnen meine Diagnose mitteilte. Sie haben gesehen, welche Probleme ich damit hatte, zu verstehen, wann sich mein Körper und meine Gesundheit zerbrechlich und anfällig für Schmerzen fühlten. Sie unterstützen mich, indem sie mir die “Erlaubnis” erteilen, mir die Zeit zu nehmen, die ich brauchte, wenn ich mich wieder sammeln oder ausruhen musste. Mein

Mann unterstützt mich, indem er der Hauptverdiener in unserer Familie ist. Meine Kinder lernen, wie man Mama eine Pause gönnt, wenn sie eine braucht.

Wie behandeln Sie Ihr Lipödem?

Ich behandle mein Lipödem, indem ich versuche, Körper, Geist und Seele zu nähren. Ich habe herausgefunden, dass Selbstfürsorge für mich Bewegung, Stille und die Verbindung zur Gemeinschaft bedeutet.

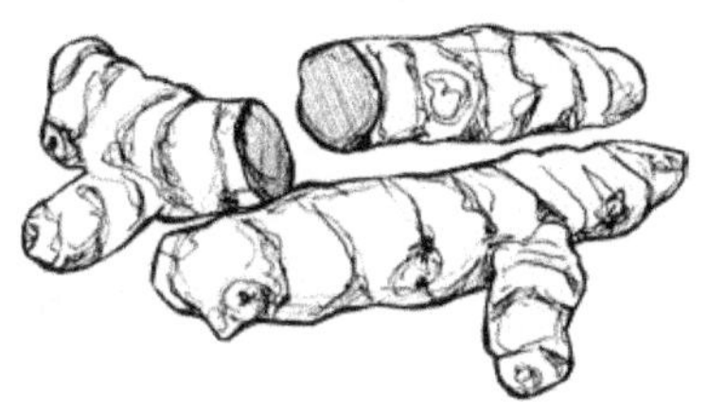

KAPITEL 8

PSYCHOSOZIALES WOHLBEFINDEN

Es kann tödlich sein, eine Fettgewebsstörung in der heutigen Gesellschaft zu haben.

Wissen Sie, was in Amerika VÖLLIG schiefläuft? Wir erlauben den Menschen nicht, verschiedene Körpertypen zu haben. Selbst Menschen, die es besser wissen sollten (unsere Familienmitglieder), halten es nicht für Diskriminierung, wenn sie uns Ratschläge geben und erklären, dass sie "nur um unsere Gesundheit besorgt sind". Ich habe Geschichten von unzähligen Menschen gehört, die sich unwohl fühlen, wenn sie nach medizinischer Grundversorgung suchen, weil sie befürchten, dass ihr Arzt ihre Krankheit auf ihre Größe zurückführen wird, anstatt sich auf ihre Zeichen und Symptome zu konzentrieren.

In „The Obesity Mythos" sagt der Autor Paul Campos: "Wir leben in einer Kultur, die der durchschnittlichen amerikanischen Frau dutzende Male am Tag sagt, dass die Form ihres Körpers das Wichtigste an ihr ist, und dass sie sich vor ihm ekeln sollte."[143]

Wie wirkt sich das auf einen dicken Menschen aus? Campos interviewte einen Mann namens Michael, der sagte: "Wer abnehmen will, dem wird beigebracht, sich selbst die Schuld für sein Gewicht zu geben, wenn es zurückkehrt. In der Tat ist die Hauptmotivation, die normalerweise eingesetzt wird, um jemanden auf einer Diät zu halten, ihm oder ihr zu sagen, wie schrecklich es ist, fett zu sein. Ihnen wird eingetrichtert sich selbst zu hassen, unter dem Deckmantel, sie zu motivieren, Gewicht zu verlieren."[144]

Gewichtsdiskriminierung ist auch tief in der amerikanischen Kultur verwurzelt. Sutin et al. fanden heraus, dass "Personen, die Gewichtsdiskriminierung erfahren, im Laufe einer durchschnittlichen Woche über mehr tägliche Stressfaktoren berichten, mehr

[143] Campos, 2004 p. 18

[144] Campos, 2005 p. 160

körperliche Symptome erleben und Negatives stärker und Positives schwächer erleben, als Menschen die nicht unter Gewichtsdiskriminierung leiden."[145]

Was bedeutet das alles? Den dringenden Bedarf an Selbstversorgung für das psychosoziale Wohlbefinden von Menschen mit Lipödemen. In ihrem Vortrag "Diagnosis und Treatment of Lipedema and Dercum´s Disease" auf der Klose Lymphödem-Konferenz im Jahr 2017 empfahl Dr. Herbst, dass Menschen mit Lipödemen und Dercum-Syndrom "psychologische Unterstützung bei Themen wie Angst, Depression, Selbstliebe und Selbstvertrauen" erhalten sollten.[146]

Kann eine Fettgewebsstörung wirklich tödlich sein? Ja. Es ist von entscheidender Bedeutung, über Ressourcen für die psychische Gesundheit zu verfügen. Warum? Ist es die Fettgewebsstörung die tödlich ist oder sind es die Folgen von Traumata, Gewichtsstigma und mangelnder Diagnose und Unterstützung bei Lipödemen? Ärzte mögen anderer Meinung sein, aber so oder so ist das Ergebnis das gleiche. Dr. Stutz befragte 100

[145] Sutin et al., 2016

[146] Herbst, 2017

seiner Lipödempatienten und stellte fest, dass 8 von ihnen mindestens einmal Selbstmordversuche unternommen hatten.[147]

Wie früh beginnt dieses Abstempeln und die Diskriminierung? Leider kann es schon in der Kindheit beginnen, und wir als Gesellschaft gehen mit "Fettleibigkeit im Kindesalter" völlig falsch um.

In einem im International Journal of Adipositas veröffentlichten Leitartikel stellten Robinson et al. fest, dass "wenn ein Elternteil sein Kind als übergewichtig identifiziert, das Kind am ehesten von einer zukünftigen Gewichtszunahme bedroht ist" und dass "bei jugendlichen Frauen die Diagnose von Übergewicht mit einer erhöhten Gewichtszunahme verbunden war".147 Ich stimme der Behauptung der Autoren zu, dass "zaghafte Ansätze der öffentlichen Gesundheit , die sich an den Einzelnen richten, wie z.B. die Information an den Menschen, dass sein Gewicht "ungesund" ist, wahrscheinlich keine positiven Auswirkungen auf die Gesundheit haben " und dass "wenn solche Ansätze das mit Übergewicht und Adipositas verbundene

[147] Stutz, 2016

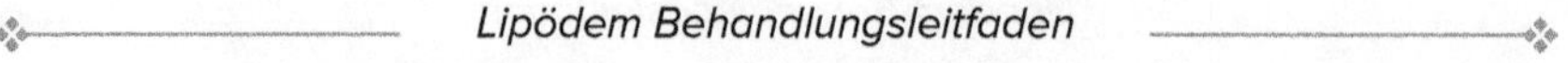

Stigma nicht berücksichtigen, sie sogar zum Nachteil des Einzelnen sein können."[148]

Was können wir tun, um uns selbst in dieser zerstörerischen Gesellschaft zu heilen?

Untersuchungen haben gezeigt, dass Menschen mit Lipödemen mehr Erfahrungen mit psychologischer Flexibilität und sozialer Verbundenheit benötigen.

Lassen Sie uns diese Begriffe definieren.

Psychologische Flexibilität lässt uns Gedanken, Emotionen und Empfindungen erleben, ohne darauf reagieren zu müssen. Es ist auch wichtig, das Gefühl zu haben, dass wir dazugehören und ein Gefühl der Verbundenheit mit Freunden und unserer Gemeinschaft haben, was das ist, was wir mit **sozialer Verbundenheit** meinen.

Dudek, Białaszek & Ostaszewski fanden heraus, dass Menschen mit Lipödemen eine höhere Lebensqualität (QOL) haben, wenn sie "ein höheres Maß an

[148] Robinson et al., 2017

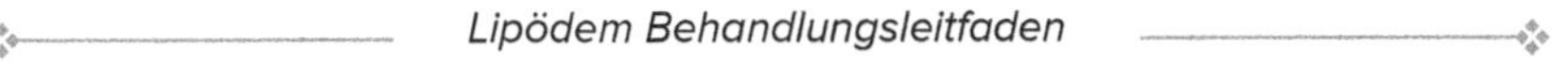

psychologischer Flexibilität und sozialer Verbundenheit haben, während sie gleichzeitig die Schwere der Symptome kontrollieren", aber ein "höheres Maß an SWL (Zufriedenheit mit dem Leben) wurde nur durch ein höheres Maß an sozialer Verbundenheit vorhergesagt". Die Forscher fanden auch heraus, dass "Frauen, die offener für Erfahrungen waren, die ihre Erfahrungen (sowohl angenehmene als auch schmerzhafte) bewusst wahrnahmen und mehr in ihrem Leben engagiert waren, eine höhere QOL aufwiesen" und psychologisch flexiblere Menschen dazu neigten, mehr Selbsthilfemaßnahmen zu ergreifen und eine bessere Einhaltung der Behandlung zeigen."[149]

Lassen Sie uns umdenken und sehen, was das in unserem eigenen Leben wirklich bedeuten kann. Ich lade Sie ein, eine Übung auszuprobieren, durch die Dr. Colleen Reichmann ihre Kunden führt.

Reichmann, ein lizenzierter klinischer Psychologe in Williamsburg, Virginia, bittet uns, unsere fünf Lieblingspersonen aufzulisten, die wir im wirklichen Leben kennen:

[149] Dudek, Białaszek & Ostaszewski, 2015

Listen Sie unten fünf Gründe auf, warum Sie jeden dieser wunderbaren Menschen lieben!

Ist einer der Gründe weshalb Sie mit diesen Menschen verbunden sind in irgendeiner Weise mit ihrer Größe verbunden? Ist das Gewicht Ihrer Großmutter, zum Beispiel, einer der Hauptgründe, warum sieso wunderbar ist? Diese Übung kann ein kleiner Weckruf sein, dass unsere Körpergröße nicht wirklich der Grund dafür ist, dass sich die Menschen, die wir lieben, um uns kümmern. Mehr über Dr. Reichmann erfahren Sie hier: http://www.colleenreichmann.com.

Findet also alles nur in meinem Kopf statt?

Konzentriert sich mein Fokus, der auf mehr als nur Pillen, Kleidung und Operationen als Behandlungen für Lipödeme – wie das Schreiben über die Auswirkungen psychologischer Flexibilität und sozialer Verbundenheit, zum Beispiel – ausgerichtet ist, nur darauf Ihren emotionalen Zustand für die körperlichen Symptome des Lipödems verantwortlich zu machen? Nein. Das Lipödem hat sehr reale körperliche Symptome. Es ist nicht “alles nur in Ihrem Kopf”. Nicht nur Ihre körperlichen Symptome sind real, sondern auch Ihre Erfahrung, wie Sie in der Welt behandelt werden. Nichts von beidem findet nur in Ihrem Kopf statt.

Frauen, Mädchen und diejenigen, die als weibliche Heranwachsende sozialisiert werden, erfahren häufig das sehr reale Auftreten des Sexismus in der Medizin, und die Forschung lässt oft nicht-binäre und nichtgeschlechtsspezifische Folx völlig aus. Fügt man nun eine gesundheitliche Herausforderung hinzu (oder mehrere, für einige Menschen mit anderen Krankheiten), die nicht gut bekannt ist, erhält man das perfekte Chaos.

Sie sind nicht “fett, faul und musst abnehmen.” Sie haben sich das nicht “angetan”. Kein dicker Mensch, ob er nun ein Lipödem hat oder nicht, hat sich das selbst angetan.

Es ist völlig normal starke Gefühle und Reaktionen auf die Art und Weise zu haben, wie Menschen in großen Körpern in der heutigen Gesellschaft behandelt werden, von Familienmitgliedern, Freunden und Fremden gleichermaßen. Ich werde vollkommen ehrlich sein – Ungerechtigkeit in der Gesellschaft wird auch durch Meditation nicht gelöst. Wenn Sie aber neugierig darauf sind, einige dieser stressreduzierenden Praktiken auszuprobieren, werde ich Ihnen genügend Informationen zur Verfügung stellen, um Ihnen den Einstieg zu erleichtern.

Die ersten beiden Lösungen: Gemeinschaft und Meditation

Die Gemeinschaft mit anderen Menschen mit Lipödem kann die soziale Verbundenheit verbessern. Wie können Sie Teil der Online-Community werden? Es gibt viele Körperakzeptanz- und Lipödem-orientierte Gruppen auf Facebook, in Amerika und auf der ganzen Welt. Die Nutzung des Internets für soziale Verbundenheit ist besonders hilfreich, wenn die Operationen abgeschlossen sind, wenn es keine Arztbesuche oder Interaktionen mehr mit Experten gibt, die Ihren Zustand verstehen. Eine chronische Krankheit zu haben kann einsam und isolierend sein, und das Internet hat schon vielen als Lebensader gedient. Der Dokumentarfilm Unrest ist ein ausgezeichnetes Beispiel für die Macht des Internets, Menschen zu verbinden.[150]

Praktiken wie Meditation können helfen, die psychologische Flexibilität zu verbessern. Ich bin zertifizierte Meditationslehrerin und habe Meditation und Achtsamkeit am IPSB College in San Diego unterrichtet, aber ich habe nicht immer meditiert. Ich begann, Meditation während einer Zeit großer Angst in meinem Leben zu praktizieren. Ich hatte mir gerade den Knöchel verstaucht, was mich zwang, einen Halbmarathonlauf, für den ich in den letzten drei Monaten trainiert hatte, abzusagen. Diese "Meditationssache" funktionierte für mich und ich war so beeindruckt von den positiven Auswirkungen der Meditation in meinem Leben, dass ich in Sedona bei der ehemaligen Programmdirektorin

[150] Brea, 2017

des Chopra Centers und Bestsellerautorin Sarah McLean eine Ausbildung zur Meditationslehrerin absolvierte.

Als ich erlebte, wie die Meditationspraxis die Art und Weise, wie ich mich nach einer Verletzung rehabilitierte, veränderte, wollte ich herausfinden, ob sie auch bei der Bewältigung von Krankheiten, einschließlich Lipödemen, helfen kann. Ich war begeistert, Informationen über die folgenden Studien auf der Jahreskonferenz der Fat Disorders Resource Society 2018 mit meinen Mitmenschen teilen zu können. Das Video meiner Präsentation finden Sie hier: https://youtu.be/tSFyeYl1l9o.

Die erste Studie heißt zu Deutsch “Selbstmitgefühl und Körperunzufriedenheit bei Frauen”: Eine randomisierte, kontrollierte Studie einer kurzen Meditationsintervention”, von Ellen R. Albertson, Kristin D. Neff und Karen E. Dill-Shackleford. Diese Studie hielt “Frauen mit Körperwahrnehmungsproblemen” dazu an, sich Audioaufnahmen von Selbstmitgefühlsmeditationen anzuhören, um zu sehen, ob diese Expositionen das

Selbstmitgefühl erhöhen und die Eigenwahrnehmung verbessern würden. 228 erwachsene Frauen wurden durch eine Werbung rekrutiert, die Frauen mit Körperwahrnehmungsproblemen zur Teilnahme an einer Studie, die sich mit Meditation beschäftigt, einlud. Die Teilnehmerinnen hörten drei Wochen lang Podcasts von Selbstmitgefühl-Meditationstrainings oder wurden auf die Warteliste dafür gesetzt.

Zu den verwendeten Achtsamkeitspraktiken gehörten "Compassionate Body Scan", "Affectionate Breathing" und eine Liebende-Gütemeditation, die beispielsweise mit Leitsätzen wie „Möge ich sicher sein. Möge ich friedvoll sein. Möge ich ich-selbst sein. Möge ich mich so akzeptieren, wie ich bin." arbeiteten.

Die Forscher maßen Selbstmitgefühl, Körperunzufriedenheit, Körperscham, Körperwertschätzung und kontingentes Selbstwertgefühl basierend auf dem eigenen Aussehen. Alle Messwerte unterschieden sich von denen vor dem Test; nur die Körperwertschätzung war signifikant von der Anzahl der Tage pro Woche abhängig, an denen die Teilnehmerinnen meditierten.

Die Ergebnisse? Diejenigen, die zufällig für das Hören der Meditationspodcasts eingeteilt wurden, zeigten deutlich größere Steigerungen des Selbstmitgefühls (19%), als diejenigen, die zufällig einer Wartelistenkontrollgruppe (5%) zugeordnet wurden, was eine hohe Effektgröße anzeigt. Darüber hinaus führte die Intervention zu signifikanten Verbesserungen in allen sechs Aspekten des Selbstmitgefühls (Selbstfreundlichkeit, Selbstbeurteilung, gemeinsame Menschlichkeit, Isolation, Achtsamkeit und Überidentifikation), was darauf hindeutet, dass Meditationen das Selbstmitgefühl in einer ganzheitlichen Weise förderten.[151]

Die Meditationen finden Sie hier: http://self-compassion.org/category/exercises.

Die zweite Studie trägt zu Deutsch den Titel: "Kurzes Selbstmitgefühl-Meditationstraining für junge, erwachsene Frauen die unter dem eigenen Körperbild leiden" von Aubrey M. Toole und Linda W. Craighead. Diese Studie testete die Auswirkungen einer Meditationsintervention mit Selbstmitgefühl, verkürzte die Zeitspanne von

[151] Albertson et al., 2014

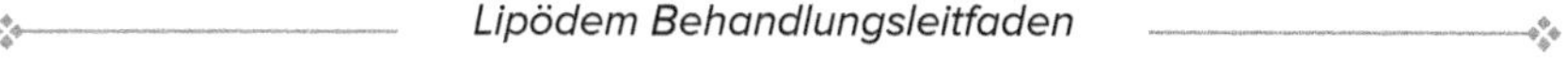

drei Wochen auf nur eine Woche und konzentrierte sich auf Teilnehmerinnen im Hochschulalter ohne Meditationspraxis. Es gab eine erste persönliche Sitzung im Labor, um die Fragen der Teilnehmerinnen zu beantworten, und die Teilnehmerinnen hatten eine Woche lang Zugang zu Podcasts. Interessanterweise haben viele Teilnehmerinnen die Meditationspodcasts nicht in ihr Leben aufgenommen und nur die erste Sitzung im Labor abgeschlossen. Etwa die Hälfte der Teilnehmerinnen absolvierte nur die 20-minütige mitfühlende Körperscan-Meditation, die beim ersten Laborbesuch durchgeführt wurde.

Die Ergebnisse? Sie profitierten im Durchschnitt immer noch so viel wie diejenigen, die in der Woche weiter geübt hatten. Selbst eine sehr kurze Exposition gegenüber einer mitfühlenden Orientierung an den eigenen Körper (in dieser Studie von etwa 20 bis 90 Minuten) reicht aus, um messbare Veränderungen im Denken, Fühlen und/oder Verhalten herbeizuführen.

Die Autoren dieser Studie brachten einen wichtigen Punkt zur Sprache: Einige Menschen verlassen sich auf die Unzufriedenheit mit dem Körper als

Motivation, um die auf Gewichtsabnahme ausgerichteten Trainingsroutinen und/oder Diäten fortzusetzen.[152] Es ist wichtig zu erkennen, dass es viele mögliche Hindernisse geben kann, um Meditation in unseren Tagesablauf aufzunehmen. Hindern Sie einer dieser Überzeugungen daran, Selbstmitgefühl anzuwenden?

- Eigenkritik: Ihre innere Stimme sagt Ihnen, dass Sie nicht meditieren können, oder Sie denken, dass Sie sich selbst kritisieren müssen, um Sie "am Laufen" zu halten.
- Mangelnde Zeit im Alltag.
- Nicht zu wiessen, wie man Meditation in den täglichen Zeitplan einbringt.
- Bedarf an mehr Unterstützung und einer Gruppen-Erfahrung.
- Die Befürchtung, dass Sie das perfekte Kissen, Glockenspiel, Kerze, Weihrauch, etc. brauchen, bevor Sie meditieren können.
- Selbstmitgefühl funktioniert für andere Menschen, aber nicht für Sie.

[152] Toole & Craighead, 2016

- Selbstmitgefühl ist nichts für Sie, weil Sie den Schmerz nicht fühlen wollen und lieber verdrängen.
- Selbstmitgefühl bedeutet Schwäche, Selbstmitleid, Egoismus, Selbstverliebtheit, oder wird Sie die Motivation verlieren lassen

Die oben genannten Überzeugungen sind in der heutigen Gesellschaft sehr verbreitet. Wenn Sie sie erkennen und herausfinden können, wie Sie mitfühlend mit sich selbst umgehen können, gerade weil Sie sie glauben, ermutige ich Sie, Kristin Neffs kostenlose Meditationen hier auszuprobieren: http://selfcompassion.org/category/exercises.

Wenn Sie mehr Zeit damit verbringen möchten, etwas über Selbstmitgefühl zu lernen, bietet das Center for Mindfulness der UCSD einen achtwöchigen Kurs in achtsamem Selbstmitgefühl an. Mehr dazu erfahren Sie hier: https://health.ucsd.edu/specialties/mindfulness/compassion-programs/Pages/mindful-self-compassion.aspx.

Meine Lieblingsmeditationslehrer:

____

____

____

Wie kann ich bei einem Lipödem meditieren? Ich kann nicht in der Lotus-Position sitzen!

Menschen mit Lipödem können Meditation schwierig finden, da Meditationen traditionell im Sitzen im Schneidersitz durchgeführt werden. Darüber hinaus haben mir mehrere Patienten gesagt, dass Lipödeme es zu schmerzhaft machen, auf dem Boden zu sitzen, und dass es ziemlich schwierig ist, nach dem Liegen wieder aufzustehen. Ich werde Tipps, von mehreren Menschen mit Lipödemen, darüber geben, wie sie bequem meditieren.

Marion aus Kent, Großbritannien, sagt: "Ich sitze normalerweise auf der Couch und habe meine Füße auf dem Boden. Ich finde die traditionellen Positionen unangenehm. Ich finde es entweder bequem im Sitzen oder im Liegen zu meditieren. Ich fühle mich entspannter beim Liegen. Du musst die Form der Meditation finden, die für dich funktioniert, denn positive Erfahrungen damit können bei Schmerzen helfen und zu einer positiven Einstellung führen."

Gale aus Schottland, Großbritannien, sagt: "Ich kann nicht auf dem Boden sitzen, also fühle ich mich sehr wohl, wenn ich auf einem Stuhl sitze, die Handflächen auf den Oberschenkeln, die Augen geschlossen." Gale fand für sich heraus, dass vier tiefe Atemzüge, bei einer Zählung von je vier ein und aus dabei helfen, "ihre Batterien wieder aufzuladen". Gale kann nicht ohne Kissen unter ihrer Taille, ihren Knien und Knöcheln auf dem Boden liegen. Es ist viel einfacher für sie, auf einem Stuhl zu meditieren.

Abby aus Kalifornien sagt: "Ich benutze die Headspace-App auf meinem Handy (seit über zwei Jahren täglich). Ich sitze 10-15 Minuten lang in meinem Schaukelstuhl auf meiner Veranda. Beginne meinen Tag so auf dem richtigen Fuß. Headspace ist sehr empfehlenswert.[154] Ich benutze ein Kissen hinter meinem Rücken, über meinem Hintern. Und auch ein Kissen unter mir und einer Decke oben drauf, da es draußen kühl ist. Und ich sitze während der Meditation still."

Meine bequemsten Meditationspositionen:

____

____

____

Mehr Selbsthilfepraktiken

Therapie kann Menschen mit Lipödemen die dringend benötigte Extraunterstützung liefern, die sie brauchen. Ich bin nicht qualifiziert, Sie professionell zu diesem Thema zu beraten und ermutige Sie, eine Therapie anzugehen, wenn Sie denken, dass es notwendig ist. Ich kann ein paar Selbsthilfepraktiken vorschlagen, die Angst, Selbstliebe und Selbstvertrauen ansprechen können, einschließlich Geschichtenerzählen, Tagebuch schreiben, Akupressur, Aromatherapie, sexuelle Erfahrungen, Zeichnen, Naturbetrachtung und Pflege von Freundschaften und Beziehungen sowie das Loslassen.

Geschichtenerzählen („Storytelling") und Tagebuch führen

Wenn meine erste Liebe das Schreiben ist, dann ist meine zweite das Geschichtenerzählen. Ich erinnere mich, dass ich in meinem ersten Semester am College eine Geschichtenerzählerin gehört habe und über ihre Weisheit staunte. Sie hat mir einen solchen Einblick in ihre Geschichten gewährt und mir gezeigt, dass schwierige Zeiten die Voraussetzungen für tiefgreifende Lektionen schaffen können. Ich bin so froh, dass ich so früh im Leben mit dem Geschichtenerzählen in Berührung kam, denn meine Mutter ist zwei Jahre später an Krebs gestorben, ein Verlust, aus dem ich immer noch Lehren ziehe.

Wenn starke Geschichten helfen können, kann das Fehlen unserer eigenen Geschichten und Bilder in den (sozialen Medien), dazu führen, dass wir uns isoliert und allein fühlen. Lassen Sie uns das jetzt beleuchten.

Denken Sie an die Hinweise aus dem Handbuch "How to spread body positiveity in your community" von Proud2Bme.org und erzählen Sie Ihre Geschichte in den folgenden Zeilen.

Welche Erfahrungen machen Sie beim Einkaufen im Umgang mit Größen? Was gibt ihnen Selbstvertrauen? Wann fühlen Sie sich am wohlsten in ihrer eigenen Haut?

____

____

____

War ihr Körperbild während des Heranwachsens ein weit verbreitetes Thema in Ihrem Zuhause? Wenn ja, in welcher Weise?

____

____

____

Was könne Sie aus ihrer Schulzeit über ihr Körperbild erzählen? Was wissen Sie jetzt, das Sie damals nicht wussten und was beeinflusst, wie Sie sich ihrem eigenen Körper gegenüber fühlen?[153]

____

____

____

[153] How to spread body positivity in your community, o.D.

Die obigen Fragen können auch sehr umfangreiche und aufschlussreiche Aufhänger für ein Tagebuch sein. Ein Tagebuch (oder „Journal") ist, in seiner einfachsten Form, eine schriftliche Aufzeichnung ihrer Gedanken und Beobachtungen über sich und die Welt um Sie herum. Das Center for Journal Therapy definiert therapeutisches Schreiben als "den gezielten und absichtlichen Einsatz von reflektierendem Schreiben zur Förderung der geistigen, körperlichen, emotionalen und spirituellen Gesundheit und des Wohlbefindens."[154] In dem Artikel "The Healing Power of Therapeutic Writing" von Ronale Tucker Rhodes sagt die Psychotherapeutin Miriam Kuznets, dass das Schreiben "gut bei Menschen funktioniert, die weniger gut in der Lage sind, ihre Gefühle zu verbalisieren oder die der Gesprächstherapie skeptisch gegenüberstehen."[155] Rhodes' Richtlinien für expressives Schreiben und Tipps zur Einbeziehung des therapeutischen Schreibens in eine Selbstpflege-Routine finden Sie im Artikel hier: https://secure.igliving.com/magazine/

[154] Adams, 1999

[155] Rhodes, 2017

articles/IGL_2017-04_AR_The-Healing-Properties-of-Therapeutic-Writing.pdf.

Wow! Das klingt aufregend! Versuchen wir es jetzt mit einem kleinen Tagebuch. Hier sind einige Ideen:

Eine sehr einfache, aber sehr tiefgreifende Protokollierungsaufforderung ist folgende: Ich erinnere mich ...

Kristin Neff bietet hier eine wunderbare Reihe von Ideen zum Tagebuch führen an: http://self-compassion.org/exercise-3-exploring-self-compassion-writing/

Die Webseite des Center for Journal Therapy gibt viele gute Tipps für den Tagebuchanfänger, darunter fünf einfache Schritte zum Schreiben, acht Vorschläge für neue Tagebuchschreiber und vierzehn Schreibtechniken für Ihr Tagebuch: https://journaltherapy.com/lets-journal/a-short-course-in-journal-writing/.

Tagebücher sind so frustrierend!

Wenn Sie denken, dass das Schreiben etwas tief Emotionales ist und keine angenehme,

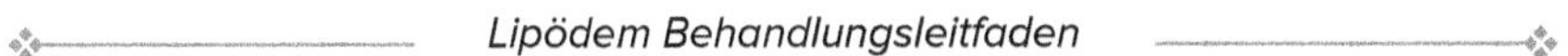

entspannende Erfahrung, dann sind Sie nicht allein. In der Studie "Confronting a Traumatic Event. Toward an Understanding of Inhibition and Disease", untersuchten Pennebaker & Beall "ob das Schreiben über traumatische Ereignisse die Gesundheit langfristig beeinflussen würde" und fanden heraus, dass "das Schreiben über die Emotionen und Fakten, die ein traumatisches Ereignis umgeben, mit einem relativ höheren Blutdruck und einer negativen Stimmungen nach den Essays verbunden war, aber auch mit weniger Besuchen in Gesundheitszentren in den 6[Monaten] nach dem Experiment."[156]

Da es schwierig sein kann, über vergangene herausfordernde Erfahrungen zu schreiben, stellen Sie sicher, dass Sie die Unterstützung haben, die Sie benötigen, wenn Sie über diese Themen schreiben. Wenn Sie es zu überwältigend finden, suchen Sie einen Therapeuten auf, der sich mit Gewichtsproblematik auskennt und/oder integrieren Sie mehr Selbstpflege in die Tage, an denen Sie schreiben. Wenn Sie einen tieferen Einblick in das Schreiben als Methode für eine

[156] Pennebaker & Beall, 1986

bessere Gesundheit und den emotionalen Nutzen daraus gewinnen möchten, empfehle ich Ihnen DeSalvo's Writing as a Way of Healing: How Telling Our Stories Transforms Our Lives.

Möchten Sie noch weiter gehen?

Wenn Sie einen noch tieferen Einblick in das Geschichtenerzählen gewinnen möchten, können Sie einen dieser Vorschläge ausprobieren:

Die "Folktales and Journaltales" Klasse unter Anleitung von Hanna Merin oder "Writing and Healing" mit Nancy Scherlong. Beide sind beim Therapeutic Writing Institute online. Weitere Informationen finden Sie hier: http://twinstitute.net.

Dr. Judith Greer Essex gründete das Expressive Arts Institute, das Kurse in Journalistik anbietet, darunter einen "Illuminated Journal Workshop". Die aktuelle Liste der lokalen Kurse in San Diego finden Sie hier: http://www.expressiveartsinstitute.org/

Isabel Abbott bietet "Unapologetic Writing", eine virtuelle Schreib- und Tagebuchklasse an. Weitere

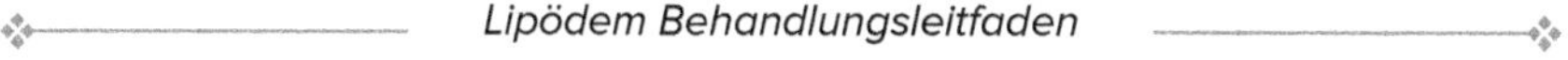

Informationen finden Sie hier: http://www.isabelabbott.com/unapologetic/

Kann ein Tagebuch wirklich dabei helfen, Emotionen zu verarbeiten? Dr. David, die Psychologin der Harvard Medical School, von der wir in Kapitel 1 gehört haben, teilte in ihrem TED Talk mit, dass sie damit anfing Tagebuch zu schreiben, nachdem ihr Vater an Krebs gestorben war, als sie noch ein Kind war. Sie sagte, ihr Englischlehrer der achten Klasse meinte zu ihr: "‚Schreib, was du fühlst. Sag die Wahrheit. Schreib, als würde es niemand lesen. Und einfach so wurde ich eingeladen, mich authentisch mit meiner Trauer und meinem Schmerz zu befassen. Es war ein einfacher Akt, aber für mich nichts anderes als eine Revolution. Es war diese Revolution, die vor dreißig Jahren in diesem leeren Notizbuch begann und das mein Lebenswerk prägte."[157]

Vielleicht können ein Tagebuch oder das Geschichtenerzählen eine ähnliche "Revolution" für Sie starten!

[157] David, 2017

Lachyoga

Lachyoga ist “eine zeitgenössische Technik, die die Teilnehmer ermutigt, den Akt des Lachens nachzuahmen, mit dem Ziel, positive psychologische Ergebnisse zu erzielen”. Eine australische Studie über die Auswirkungen von Lachyoga auf das subjektive Wohlbefinden (SWB) ergab, dass die Technik, “ähnlich wie andere positive psychologische Techniken, vielleicht am besten als eine Intervention beschrieben werden kann, die eher Menschen zugute kommt, die niedrigere SWB-Werte und höhere Angst- und Stressniveaus haben.”[158]

Teresa (Tess) Sanderson ist eine Lachyoga-Leiterin in Großbritannien. Das ist es, was sie über Lachyoga zu sagen hat:

> Es gibt Übungen, die du allein, neben Atemübungen und Meditation anwenden kannst. Ich finde, dass es mir hilft, mit meinen ständigen Schmerzen fertig zu werden, auch mit meinen Ausfalltagen. Auf der anderen Seite fügt die Teilnahme mit anderen

[158] Weinberg et al., 2014

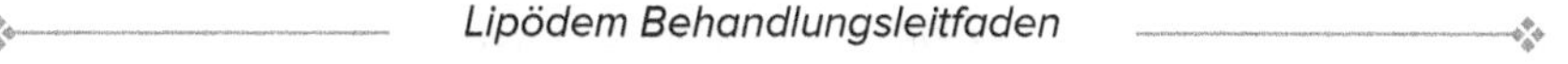

> eine soziale Dimension hinzu. Mit anderen zu lachen ist fröhlich, lustig, wie wieder Kind zu sein – als Teil meiner Club-Sessions integriere ich auch einige Gesänge neben den Übungen, dem Atmen und der Abschlussmeditation. Indem ich die Sitzung leite, erhalte ich die gleichen Vorteile wie die an der Sitzung Teilnehmenden und bin auch sehr froh darüber, dass andere auch davon profitieren.

Sanderson sagt, seit sie eine Lachyoga-Leiterin ist.

> „Ich glaube ich, dass sich mein Leben weiterentwickelt hat. Ich war sehr stark in einem Kreislauf aus Schmerz und Trauer und über meinen Zustand und die Position, in der ich mich befand (körperlich, emotional, mental und finanziell) gefangen. Jetzt habe ich das Gefühl, dass ich mehr Klarheit, mehr Ruhe habe und Dinge getan habe, die ich vor ein oder zwei Jahren nicht getan hatte. Ich hoffe, dass ich andere Frauen mit Lipödemen und chronischen Erkrankungen, die isoliert sind oder nicht in der Lage sind, sich in einer "normalen" Umgebung zu bewegen, erreichen kann

und ihnen etwas Spaß, etwas Lachen und die wissenschaftlich erwiesenen Vorteile des Yogas zurückgeben kann.[159]

Akupunktur und Akupressur

Haben Sie schon einmal Akupunktur oder Akupressur ausprobiert? Diese Praxis in der klassischen und traditionellen chinesischen Medizin kann bei einer Vielzahl von Beschwerden und zur Steigerung des Wohlbefindens eingesetzt werden. Lipödeme werden von einigen chinesischen Ärzten als eine Krankheit der Kältefeuchtigkeit angesehen.

In der Acupressure for Emotional Healing sagen Gach und Henning: "Ungerecht behandelt zu werden, beschämt oder verurteilt zu werden entleert das Chi" und "der emotionale Schmerz und die erniedrigende Natur von Schuld und Scham wirken sich auch auf den Milzmeridian aus, der der Sorge und dem Selbstwertgefühl entspricht". Die Akupressurpunkte für Schuld und Scham sind Lu 1, CV

[159] E-Mail-Korrespondenz mit der Autorin

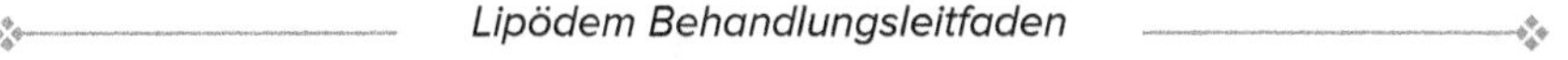

12 und CV17.[160] Das Buch bietet auch einen Leitfaden für eine Selbstversorgungsroutine für Schuld und Scham an, die mehrere Punkte wie z.B. Herz- und Solarplexusmeditationen behandeln.

Nach einer Akupressur-Sitzung empfehlen Gach und Henning, die Augen zu schließen, tief zu atmen und "sofort danach tief zu entspannen, sich zuzudecken und ein Nickerchen zu machen, um den Fluss der Heilenergie durch die Punkte zu maximieren"."[161]

In Aromatherapy for Healing the Spirit: A Guide to Restoring Emotional and Mental Balance Through Essential Oils von Gabriel Mojay werden einige Vorschläge für Akupressurpunkte angeboten, die für verschiedene emotionale Probleme angezeigt werden. Nieren-3 kann dazu beitragen, Vertrauen und das Selbstbewusstsein wieder herzustellen.[162] Leber-3 kann "Frustration, Reizbarkeit und Groll lindern."[163]

---

[160] Gach & Henning, 2004

[161] Gach & Henning, 2004

[162] Mojay, 2005 p. 153

[163] Mojay, 2005 p. 157

Wenn Sie sich Sorgen um die Auswirkungen von Nadeln oder tiefem Druck auf Ihren Körper machen, können viele Akupunkteure Nadeln nur an den Ohren oder Akupressur nur an den Füßen verwenden, um das Chi unseres Körpers zu beeinflussen. Denken Sie daran, dass wir bei jedem Schritt mindestens 100 Pfund Gewicht auf unseren Füßen tragen, so dass ein stärkerer Druck auf die Füße für die meisten Menschen kein Problem darstellt. Die japanische Art der Akupunktur verwendet flache Einstiche und extrem dünne Nadeln oder gar keine Nadeln, wenn ein tei-shin Werkzeug stattdessen als eine Form der Akupressur verwendet wird. Oftmals finden Menschen, die sehr berührungsempfindlich sind, oder auch Kinder, diesen Stil als angenehm. Er basiert auf der klassischen Fünf-Elemente-Theorie und ist im Allgemeinen eine "energetischere" Form der Akupunktur als die traditionelle chinesische Akupunktur. Konsultieren Sie Ihren Akupunkteur, um zu sehen, ob Akupunktur für Sie geeignet ist, wenn Sie ein Lipödem oder Lymphödem haben.

Akupunktur- und Akupressurpunkte die ich verwende:

Aromatherapie für Mitgefühl und Selbstliebe

Mojay bietet mehrere poetische Vorschläge für ätherische Öle und Ölmischungen an, die Menschen mit Lipödemen ansprechen könnten. Zu den Ölen, die beruhigend wirken können, gehören Wacholderbeere und Zypresse; Geranium "beruhigt die nervöse Angst derjenigen, die von Natur aus nicht "emotional" sind – die "Übererfolgreichen", die wenig Zeit für Gefühle haben; Lavendelöl für Gesundheitsängste; und Wacholderbeere wird für soziales Selbstvertrauen und "grundlegende Widerstandsfähigkeit und Optimismus" empfohlen". Laut Mojay kann Teebaumöl helfen, die emotionale Belastung im Umgang mit Gesundheitsproblemen zu verringern, Grapefruitöl ist indiziert für "unterdrückte oder anhaltende Wutgefühle – die sich zu schwelendem Groll entwickelt haben" und Pfefferminz baut Toleranz auf. Neroli-Öl wird "für die Verzweiflung von Menschen empfohlen, die sich von Ihren Sinnen und Gefühlen abgeschnitten haben, um emotionalem Schmerz zu entkommen."[164]

Ich stimme Mojay zu, dass "ätherische Öle niemals oral eingenommen werden sollten... und nur auf die mit einem Trägeröl, einer Creme oder einem Gel befeuchteten Haut aufgetragen werden sollten."[165] 168 Wenn Sie sich mit der Menge an Östrogen in Ihrem Körper befassen wollen, wenden Sie sich bitte an einen professionellen Aromatherapeuten, bevor Sie ätherische Öle zu Ihrer Selbstpflege hinzufügen, da einige ätherische Öle hormonähnliche Eigenschaften haben.

Ätherische Öle, die ich verwende:

____

____

____

[164] Mojay, 2005 p. 164

[165] Mojay, 2005

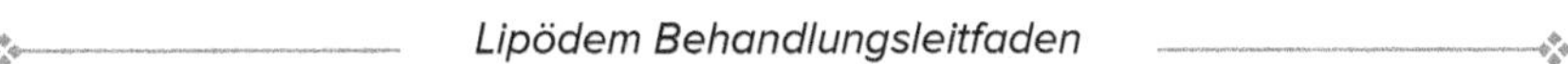

Lassen Sie uns über Sex reden!

In Fat Shame: Stigma and the Fat Body in American Culture, beschreibt Autorin Amy Erdman Farrell, die Erfahrungen von Sara Fishman und anderen Menschen in der amerikanischen Gesellschaft. „Als fette Frauen war jeder von ihnen beigebracht worden, ein "sexloses fettes Mädchen" zu sein: die beste Freund [und] niemandes Liebhaber."[166] Lasst uns dieses Stereotyp durchbrechen!

Für Ratschläge zur Akzeptanz von Sexualität wandte ich mich an Sarah Thompson, eine Trainerin und Autorin, die sich auf Körperbefreiung, Fettakzeptanz und Körperpositivität konzentriert. Hier ist zu lesen, was sie mit mir geteilt hat:

> Wir wurden gelehrt, uns zu verstecken, zu ignorieren oder uns für unsere Sexualität und Sinnlichkeit zu schämen. Viele haben gelernt, dass es gefährlich ist, sich sexy anzuziehen oder unsere Sexualität anzunehmen. Nicht selten, wenn man fett ist, musste man sich arrangieren, da man als

[166] Farrell, 2011

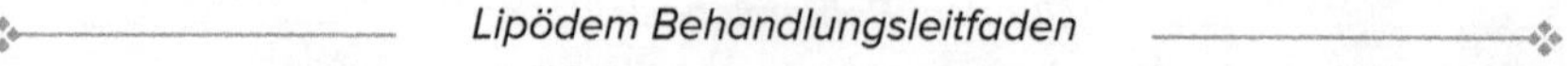

asexuell und/oder unattraktiv angesehen wurde. Gefühle rund um die Sexualität können aus vielen Gründen extrem kompliziert sein.

Ich möchte, dass du weißt, dass du deine Sexualität zurückgewinnen, deine Sexualität annehmen und als dicker Mensch Freude erleben kannst! Sie gehört dir und du kannst in dem Tempo gehen, das sich für dich richtig anfühlt. Es gibt definitiv Menschen da draußen, die sich von unseren Körpern angezogen fühlen. Ich glaube es von ganzem Herzen. Es gibt nicht nur verschiedene Arten von Körpern, sondern auch alle möglichen Formen der Anziehungskraft.

Es gibt mehrere Gruppen in sozialen Mediena, die du verfolgen kannst, in denen Diskussionen zu diesen Themen geführt werden. Du kannst sogar Coaches finden, die dir auf dem Weg dorthin helfen können. Es gibt auch Hilfsmittel und Bücher, die passend zu diesem Thema erhältlich sind.

Wenn du es nicht gewohnt bist, dicke Menschen als sexuell und selbstbewusst zu sehen, empfehle

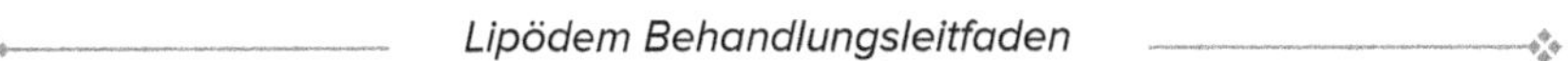

ich dir dringend, dicke Menschen zu deinen Facebook- und Instagram-Feeds hinzuzufügen! Wenn du eine Vielzahl von Körpergrößen und -typen in deinem Feed siehst, kann sich das, was du im Laufe der Zeit als attraktiv empfindest, verändern. Ich liebe es, wie sich meine Perspektive der Schönheit dadurch verändert hat.

Das Üben der Körperakzeptanz, das Gewinnen von Selbstvertrauen und die Zufriedenheit mit deinem Leben wird dir auf deiner Reise helfen, alle Aspekte dessen, was du bist, anzunehmen, sogar deine Sexualität. Finde Kleidung, die du magst, liebe und drücke deine Persönlichkeit aus, stelle sicher, dass du Kleidung hast, die zu dir passt, gehe das Risiko ein und trage, was du tragen willst, ohne Regeln darüber, was schmeichelhaft aussieht zu beachten! Übe, Raum einzunehmen, anstatt zu versuchen, dich selbst kleiner zu machen. Übe, dich so zu verhalten, wie du es tun würdest, wenn wir nicht in einer fettabstoßenden Welt leben würden. Hör auf zu warten, das Leben zu leben, das du leben willst!

Sarahs Instagram-Empfehlungen:

- @dawn_serra
- @virgietovar
- @glitterandlazers
- @fatgirl_laughing
- @fatgirlflow
- @fatlippodcast
- @lividlipids
- @iamadriana
- @fatwomenofcolor
- @comfyfattravels
- @thefatsextherapist
- @kellybellyohio
- @shooglet
- @themilitantbaker
- @madeonagenerousplan

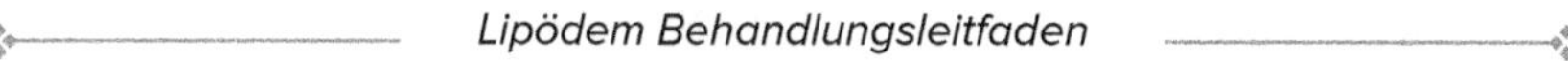

- @watchshayslay
- @saucyewest
- @queerfatfemme
- @abearnamedtroy
- @chubstr
- @ashleightthelion

Sarahs Buch- und Artikelempfehlungen:

- Fat Sex: The Naked Truth von Rebecca Jane Weinstein
- Big, Big Love von Hanne Blank
- Things No One Will Tell Fat Girls von Jes Baker
- Curvy Girl Sex van Elle Chase
- The Body Is Not An Apology von Sonya Renee Taylor
- Sex at Every Size von Philippe Leonard Fradet, https://thebodyisnotanapology.com/magazine/sex-at-every-size/

Sarahs Empfohlene Facebook-Gruppen (normalerweise geheim, aber Sie können sie finden):

- Dating While Fat
- Caring for Our Fat Bodies
- FATTIES: Fashionistas are Truly Terrific in Every Size
- Boise Rad Fat Collective
- Radical Rule Breakers
- The Wide Life
- Fatgasm (gericht op de LGBT-gemeenschap)
- Flawless Superfat Babes
- Radical Fat Acceptance: Small to Super

Vielen Dank an Sarah für diesen Einblick!

Schreiben Sie einen Liebesbrief an Ihren Körper mit diesem praktischen Leitfaden der UC Berkeley: https://ggia.berkeley.edu/practice/self_compassionate_letter.

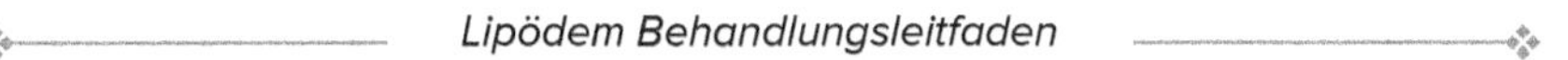

Zeichnen

In dem Artikel "Illustrating the body: Cross-sectional andprospective investigations of the impact of the life drawing sessions on body image", fand Swami heraus, dass die Teilnahme an Aktzeichnen, bei denen "Individuen aus Beobachtungen eines Live-Modells Zeichnungen der menschlichen Figur anfertigen, signifikant mit einer höheren Wertschätzung des Körpers und einem geringeren Drang nach Dünn-sein und sozialer Körperangst verbunden war."[167]

Wie wäre es, das Modell in einer Zeichenklasse zu sein? Sehen Sie sich diese Episode der Succulent Six an, um es herauszufinden! https://youtu.be/deWNm0sxJWg.

Die San Diego Life Drawing Meetup Gruppe hat mehrere Veranstaltungen pro Monat. Ihre Website: https://www.meetup.com/SanDiegoLifeDrawing.

UCSD Extension hat auch eine Klasse, Figure Drawing I. Weitere Informationen finden Sie hier: https://extension.ucsd.edu/courses-and-programs/figure-drawing-i.

[167] Swami, 2016

Naturbetrachtung

Fühlen Sie sich mit sich selbst und in Ihrem Körper wohl, nachdem Sie Zeit in der Natur verbracht haben? Wenn Sie das tun, findet das nicht nur in Ihrem Kopf statt.

Swami et al. fanden heraus, dass "das Betrachten von Bildern aus einer natürlichen Umgebung zu einem deutlich positiveren Zustand des Körperbildes nach dem Betrachten führte als vor dem Betrachten. Im Gegensatz dazu hatte die Betrachtung von Bildern aus erbauter Umgebungen keinen signifikanten Einfluss auf die Punktzahl der Betrachtung des Körperbildes."[168]

Ich finde es faszinierend, dass die Wirkung der Natur durch Naturbilder in unsere Wohnungen und Büros gebracht werden kann. Auch wenn die Effektgröße klein war, kann genau das die Ausrede sein, die Sie benötigen, um ein Kunstwerk in Ihrem Haus neu zu betrachten und einige städtische Kunstwerke durch Bilder zu ersetzen, die die Natur zeigen.

[168] Swami et al., 2018

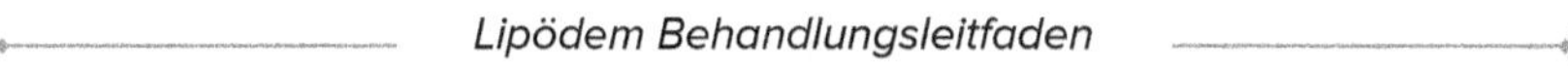

Pflege von Freundschaften und Beziehungen

Harvard-Forscher führten, beginnend in 1938, eine Verlaufsstudie an einigen Studenten der Universität durch. Eines der Ergebnisse der Harvard-Studie zur Erwachsenenentwicklung war: "Enge Beziehungen, mehr als Geld oder Ruhm, halten die Menschen ihr ganzes Leben lang glücklich." Robert Waldinger, Direktor der Studie, teilte mit, dass er "täglich Meditation praktiziert und mehr als bisher Zeit und Energie in seine Beziehungen investiert". Waldinger gibt in diesem TED Talk mehr Informationen über seine Ergebnisse preis: https://youtu.be/8KkKuTCFvzI.

Einer der wunderbaren Aspekte von sozialen Medien ist die Möglichkeit, uns mit Bildern und Ansichten in Kontakt zu bringen, die in den populären Medien nicht gut vertreten sind. Ich habe wunderbare Erfahrungen mit Menschen mit Lipödemen und in Fettakzeptanz / Fettaktivismus / Körperpositivität Communities auf Facebook und vor allem auf Instagram gemacht. Finden Sie neue Freunde, indem Sie unter anderem nach #lipedema #lipoedema und #bodypo suchen!

Loslassen („Releasing")

Catherine Seo vom Lipedema Project und Kate Freeman, die Co-Direktorin des Center for Releasing, organisierten eine Reihe von Veranstaltungen, die sich auf das Wohlbefinden von Menschen mit Lipödemen konzentrieren. Mehr über die Veröffentlichung erfahren Sie hier: http://www.centerforreleasing.org/

Dinge, die ich ausprobieren werde, damit ich mich in meinem Körper wohler fühle:

____

____

____

Bücher, die Menschen mit Lipödem empfehlen

Vielen Dank an die Facebook-Gruppe Lipedema Sisters USA. Einige der Mitglieder waren so freundlich, die Bücher zu teilen, die in ihrem Leben einen Unterschied gemacht haben:

- You Can Heal Your Life von Louise Hay
- The Gifts of Imperfection von Brene Brown

- Loving What Is von Byron Katie
- Presence von Amy Cudy
- Things No One Will Tell Fat Girls von Jes Baker

Körperbild-Ressourcen

Things No One Will Tell Fat Girls Autorin Jes Bäcker bietet eine umfangreiche Liste für Ressourcen zum Thema Körperbild und mentaler Gesundheit an: http://www.themilitantbaker.com/p/resources.html.

Welche Selbsthilfe funktioniert wirklich?

Ich war kürzlich bei einer Präsentation zum Thema Geschäftsaufbau und der Redner erklärte den Unterschied zwischen zwei Arten von Einstellungen. Die erste ist "Nein, aber", bei der, wenn eine Idee vorgeschlagen wird, die Antwort negativ ist und eine Liste von Gründen enthält, warum sie nicht möglich ist. Die Alternative ist eine "Ja- und"-Haltung, ein Standardwerkzeug im Improvisationstheater, bei dem der Zuhörer erkennt, dass die Idee des Sprechers umsetzbar ist, und eigene Ideen in den Mix einbringt.

Mit einem "Ja" und "der richtigen Einstellung im Hinterkopf, ermutige ich Sie, die Kästchen neben den Selbsthilfepraktiken, die für Sie funktionieren, zu markieren.

Bei der Selbstfürsorge geht es nicht darum, uns selbst zu bemuttern, sondern darum, uns selbst zu erziehen. Als Kind wusste ich, dass der einfachste Weg, meine Eltern dazu zu bringen alle meine Ausgaben zu unterstützen, darin besteht, es als eine potenzielle Bildungserfahrung zu rechtfertigen. Meine Mutter war bestrebt, mir jede Gelegenheit für Erfolg zu ermöglichen. Ich ermutige Sie, sich selbst die gleichen Möglichkeiten zu geben!

- Lesen
- Natur genießen
- Musik hören
- Freundschaften
- Vergebung
- Badeurlaub

- Eine Fußmassage erhalten
- Lachen
- Manuelle Lymphdrainage-Massage
- Meditation
- Sich eine gute Nachtruhe gönnen
- Trockenbürsten
- Positive Emotionen empfinden

Auch ist es wichtig zu erkennen, dass Natur, Bäder und Musik inmitten extrem herausfordernder Emotionen banal erscheinen können. Manchmal ist wütend sein, weinen, einen Freund anrufen oder in einer Facebook-Gruppe nach Unterstützung zu fragen, das, was wir tun müssen, um diese intensiven Zeiten zu überstehen.

Noch ein paar Fragen:

Was kann ich tun, wenn nichts davon attraktiv klingt?

____

____

____

Listen Sie zwei Personen und eine virtuelle Gruppe auf, die Sie erreichen können, wenn Sie sehr aufgebracht sind.

____

____

____

Meine Selbsthilfepraktiken: Was lädt meine Batterien auf wenn ich drohe auszupowern?

____

____

____

Wen kann ich um Hilfe bitten?

____

____

____

Wen kann ich um Unterstützung bitten?

____

____

____

Ihr Berechtigungsnachweis

Als Ihre zertifizierte Lymphödemtherapeutin erteile ich Ihnen folgende Erlaubnis:

- Fühlen Sie Ihre Gefühle, auch wenn sie anderen unangenehm sind.
- Essen Sie Lebensmittel, die Sie genießen
- Genießen Sie Ihren eigenen Körper
- Tragen Sie Kleidung, die bequem ist
- Sie müssen niemandem sonst gefallen

Was möchten Sie noch tun dürfen? Schreiben Sie es hier auf:

____

____

____

Lernen Sie Elizabeth Cook kennen

Hier sind einige der Arten, wie Elizabeth Cook ein Lipödem erlebt.

Wie fühlt sich ein Lipödem an?

Körperlich erkenne ich keinen Unterschied. Ich glaube, ich habe noch keine Schmerzen durch ein Lipödem. Ein Lipödem markiert dich als freakig, inakzeptabel, fett. Du bist kein hübscher fetter Mensch mit schlanken Knöcheln und makelloser Haut, du bist abscheulich mit deinen Klumpen, deformierten Fettrollen, Fett, das über deine Knöchel wächst, riesigen Fledermausflügel-Oberarmen, und Unreinheiten und Adern, die alle sichtbar sind. Wenn die Leute sagen: "Du bist wunderschön!" verdrehe ich nur die Augen. Das ist nur etwas weniger lächerlich als, wenn sie sagen: "Du bist nicht fett", womit sie in Wirklichkeit "Du bist nicht dumm/faul/stinnkig" oder all die anderen schlechten Dinge meinen, die sie mit Fettheit verbinden.

Wie haben Familie und Freunde auf Ihre Diagnose reagiert? Wie unterstützen sie dich

Es gibt nicht wirklich viel, was sie tun oder sagen können. Es gibt nur einen Aspekt zu meiner Fettheit. Sie kritisieren mich nie und insbesondere mein Mann hat nie ein Wort darüber verloren, was ich tun sollte, um als normaler Mensch in der Gesellschaft zu funktionieren.

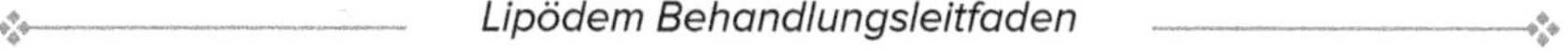

Wie behandeln Sie Ihr Lipödem?

Ich habe gelernt, meinen Körper zu lieben und ihn als meinen Körper anzunehmen, ihn für das zu schätzen, was er für mich tun kann, anstatt ihn als meinen Feind zu behandeln, der zur Unterwerfung geschlagen werden muss. Ich informierte mich über Health At Every Size (HAES). Ich bewege mich, weil es sich gut anfühlt, ich behandle meinen Körper freundlich und nähre ihn von innen und außen. Ich bekomme Hilfe von Experten, die mich unterstützen – ein Personal Trainer, ein Osteopath – und ich kaufe die Dinge, die ich brauche und genieße, wie stylische Kleidung und hochwertiges Make-up. Ich behandle mich selbst so, als wäre mein Körper in den Augen anderer Menschen vollkommen, denn ich bin der Liebe und Freundlichkeit würdig, und ich werde dafür sorgen, dass ich mich selbst respektiere.

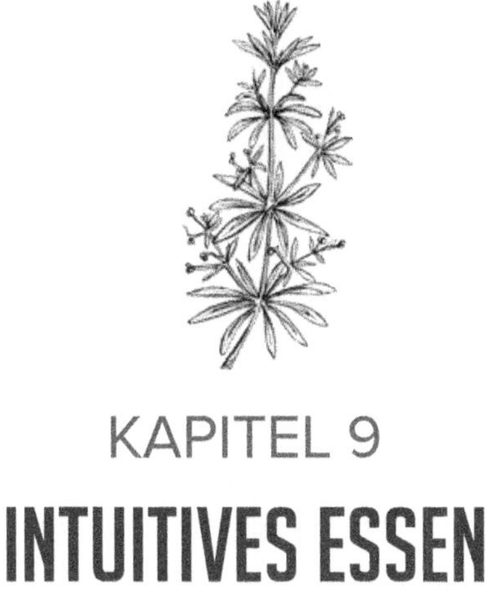

KAPITEL 9
INTUITIVES ESSEN

Beginnen wir mit ein paar Worten über das Konzept eines “gesunden Gewichts”. In „The Obesity Myth” hat der Autor Paul Campos folgendes zu sagen über die vermeintlichen Gesundheitsrisiken von Fettleibigkeit:

Die Wiederzunnahme von verlorenem Gewicht macht alle offensichtlichen Vorteile der Gewichtsabnahme zunichte und schafft auch neue Probleme wie Bluthochdruck, Herzvergrößerung und sogar Nierenschäden... Langzeitstudien am Menschen zeigen, dass fast das gesamte mit Adipositas verbundene attribunale Risiko auf die höhere Inzidenz von Gewichtszyklen bei adipösen Menschen zurückzuführen ist und dass adipöse Menschen mit stabilem Gewicht ein sehr geringes attribunales Risiko haben.

Während sehr dicke und sehr dünne Menschen eher früher als der Durchschnitt sterben, scheint es ein breites Spektrum an Gewicht zu geben, das etwa von einem BMI im Teenageralter bis weit in die dreißiger Jahre reicht – wobei wenig bis gar kein Zusammenhang zwischen Gewicht und früher Mortalität besteht.

Whoa, warte eine Sekunde. Das steht buchstäblich im Widerspruch zu fast allem, was uns über Gewicht und Gesundheit beigebracht wurde. Was ist mit der ganzen Adipositasforschung? Mehr über die Grenzen der aktuellen Adipositasforschung auf Basis des BMI erfahren Sie auf der Seite der Ernährungswissenschaftlerin Fiona Willer unter: https://www.unpackingweightscience.com/.

In der Tat, in der Studie “Healthy Lifestyle Habits and Mortality in Overweight and Obese Individuals”, untersuchten Forscher Datensätze von über elftausend Menschen und fanden heraus, dass “gesunde Lebensgewohnheiten mit einem signifikanten Rückgang der Sterblichkeit verbunden sind, unabhängig vom Baseline Body-Mass-Index”. Die untersuchten Lebensgewohnheiten waren “fünf oder mehr Stück

Obst und Gemüse am Tag zu essen, regelmäßig Sport treiben, maßvoll Alkohol trinken, und nicht zu rauchen."[169] Der vollständige Text dieser Studie ist unter: http://www.jabfm.org/content/25/1/9.full.

Unterm Strich: Es ist wichtig zu erkennen, dass, selbst wenn Menschen mit Diäten abnehmen können, die Auswirkungen von Gewichtszyklen und Einschränkungen auf den Körper tatsächlich gesundheitsschädlich sind, so dass Diäten keine Lösung sind. Wichtig ist es, sich auf Körperakzeptanz, Belastbarkeit, Gemeinschaft und gewichtsneutrale Selbstversorgung zu konzentrieren.

Was ist Gesundheit in jeder Größe (HAES)?

Die Studie "Size Acceptance and Intuitive Eating Improve Health for Obese, Female Chronic Dieters" ergab, dass "die Förderung der Körperakzeptanz, die Reduzierung des Diätverhaltens und die verstärkte Sensibilisierung der Reaktion auf Körpersignale zu verbesserten Gesundheitsrisikoindikatoren für adipöse Frauen[und] weibliche chronische Diätetikerinnen

[169] Matheson, 2012

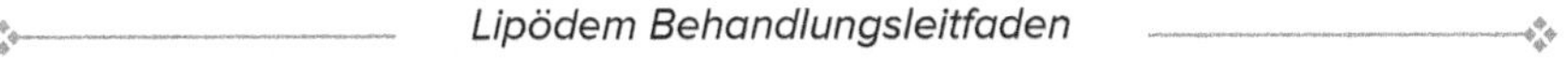

führten. “[170] Der Studie zufolge “gab es fünf Aspekte für die Gesundheit bei diesem Programm: Körperakzeptanz, Essverhalten, Lebensmittel, Aktivität und soziale Unterstützung” und das Programm “unterstützt Teilnehmer bei der Akzeptanz ihres Gewichts, während im Diätmodell die Reduzierung des Gewichts im Vordergrund steht.” Die in der Studie verwendeten Grundsätze des Health at Every Size (HAES)-Ansatzes sind:

- Akzeptieren und respektieren der Vielfalt der Körperformen und -größen;
- Die Erkenntnis, dass Gesundheit und Wohlbefinden mehrdimensional sind und körperliche, soziale, spirituelle, berufliche, emotionale und intellektuelle Aspekte umfassen;
- Förderung des Essens in einer Weise, die individuelle Ernährungsbedürfnisse, Hunger, Sättigung, Appetit und Genuß in Einklang bringt;

[170] Bacon et al., 2005

- Förderung individuell angepasster, angenehmer, lebens-verbessernder körperlicher Aktivität anstelle von Bewegung, die auf ein Ziel der Gewichtsabnahme ausgerichtet ist; und
- Förderung aller Aspekte von Gesundheit und Wohlbefinden für Menschen jeder Größe.[171]

Es ist wichtig zu wissen, wann man sich um professionelle Hilfe bemühen sollte. Rund vierundsiebzig Prozent der Lipödempatienten von Dr. Stutz haben Essstörungen[172] und manchmal ist es aufgrund einer Essstörung oder gestörtem Essverhalten unglaublich schwierig, online Informationen über empfohlene Diäten für Lipödeme zu finden, ohne getriggert zu werden. Wir müssen auch darauf achten, dass wir achtsame und intuitive Ernährung nicht in eine weitere Diät zur Gewichtsabnahme verwandeln.

Lindsay Stenovec ist eine zertifizierte Ernährungsberaterin und spezialisiert auf die Behandlung von

[171] Bacon et al., 2005

[172] Stutz, 2016

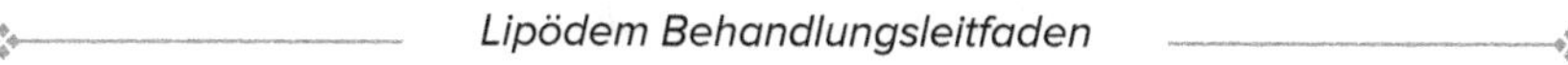

Essstörungen, Körperbild, Wohlbefinden von Müttern und Kinderernährung. Sie betreibt eine private Praxis in San Diego, Kalifornien, Nutrition Instincts, eine Online-Community und ein Programm für Mütter namens The Nurtured Mama. Wie viele andere Mediziner, die ich kenne, hat sie mit einigen Kunden zusammengearbeitet, die vielleicht ein Lipödem haben, aber nie diagnostiziert oder behandelt wurden.

Als ich sie bat, über Informationen zu intuitivem Essen zu sprechen, sagte mir Stenovec folgendes:

> Es ist ein Weg, mit dem Essen und Bewegung umzugehen, der die eigene innere Weisheit anspricht. Letztendlich geht es darum, einen Ort des Einklangs zu erreichen, an dem die inneren (physisch, emotional, kognitiv) und äußeren Welten (Familie, Umwelt, Gesellschaft) angemessen integriert werden können. Die ursprünglichen Gründer[des Intuitiven Essens] Elyse Resh und Evelyn Tribole haben zehn Prinzipien festgelegt, die Konzepte wie Ablehnung der Diätmentalität, Frieden mit dem Essen schließen, das Entdecken eines Zufriedenheitsfaktors, Respekt vor dem

Körper und schonende Ernährung beinhalten. In unserer Ernährungskultur ist es üblich, moralischen Wert auf die Wahl der Nahrung zu legen, sich in einem Zyklus des „Zurückhalten-Zu viel Essen-und das ganze wieder von vorne" zu verfangen und/oder Gewichtsabnahme als Indikator für Gesundheit oder den Fortschritt der Änderung des Lebensstils zu betrachten. Leider kann dies zu Dingen wie einer erhöhten Trennung vom eigenen Körper, einem schlechtem Körperbild und Stress führen – um nur einige zu nennen. Intuitives Essen hilft Einzelpersonen, damit aufzuhören ihre Essenswünsche und -erfahrungen zu verurteilen, mit ihrem Appetit in Kontakt zu treten und Ernährung als einen Faktor des Essens, nicht aber als den einzigen Faktor zu betrachten.

Unabhängig von einer Diagnose oder deren Umständen ist das Verständnis der eigenen körperlichen, emotionalen und kognitiven Zustände und ihrer Auswirkungen auf Ernährungsentscheidungen entscheidend für den Aufbau einer gesunden Beziehung zur Nahrung. Ich finde, dass, egal ob ich mit jemandem mit

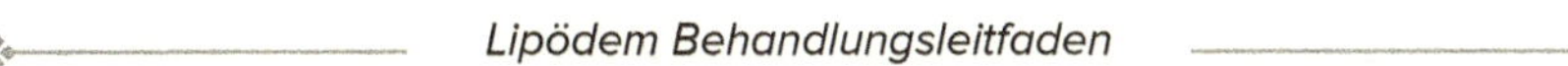

> Diabetes[oder] einer Essstörung oder einer schwangeren Mutter arbeite, es zu besseren Ergebnissen sowohl bezüglich der geistigen als auch körperlichen Gesundheit führt, wenn ich jemandem dabei helfen kann mit seiner eigenen Intuition in Kontakt zu treten.

Als ich fragte, wie eine Person mit Lipödem einen HAES-freundliche Ernährungsberater finden kann, empfahl Stenovec, mit der Suche auf der Website der Association for Size Diversity and Health (https://www.sizediversityandhealth.org/) zu beginnen oder nach HAES-Podcasts mit guten Leitern zu suchen. Sie sagt: "Oft kann die Kontaktaufnahme mit dem Leiter oder einem Gast eines Podcasts dazu führen, dass man über Empfehlungen an jemanden in seiner Nähe gerät."

Um einen größenfreundlichen Ernährungsberater zu finden, empfiehlt Stenovac: "Direkt fragen, ob sie Health at Every Size in ihrer Praxis anwenden. HAES ist in der Ernährungswelt so weit etabliert, dass ein wirklich größenfreundlicher Anbieter von HAES und seinen Prinzipien weiß. Ein paar Fragen könnten z.B.

sein: “Welche Rolle spielt das Gewicht in Ihrer Praxis und bei der Arbeit mit Klienten?” und “Was ist Ihre Meinung zu Größenvielfalt und Menschen in größeren Körpern, die keine Gewichtsabnahme wünschen?”

Stenovec empfiehlt auch dringend die Zusammenarbeit mit einem Therapeuten bei Fragen der Beziehung zu Essen sowie die Zusammenstellung eines Teams von Experten zur Unterstützung in allen Bereichen:

> Die Suche nach einem größenfreundlichen Personal Trainer oder Physiotherapeuten kann auch ein unglaublicher Gewinn sein, um die Beziehung zwischen Bewegung und Körper zu verbessern. Darüber hinaus können größenfreundliche Anbieter in der Komplementär- oder Alternativmedizin eine fantastische Ergänzung zu einem Support-Team sein. Während es schwierig sein kann, jemanden zu finden, der sich als HAES-Anbieter identifiziert, kann man oft verlangen, dass der Anbieter es vermeidet, die Körpergröße respektlos oder repressiv zu diskutieren. Der Anbieter sollte einer solchen Anfrage zuhören

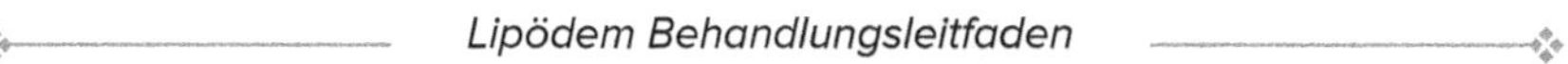

> und ihr nachkommen und idealerweise Fragen stellen um mehr zu erfahren![173]

Die Beraterinnen Maria Paredes und Melissa Carmona haben in ihrem Artikel “Diversity Is A Good Thing: 80+ Eating Disorder & Body Image Providers & Activists” eine wunderbare Liste von Ressourcen zusammengestellt. Ihre Ressourcen finden Sie hier: https://www.threebirdscounseling.com/single-post/2018/03/18/Diversity-Is-A-Good-Thing-80-Eating-Disorder-Body-Image-Providers-Activists.

Gloria Lucas gründete Nalgona Positivity Pride als Anlaufstellefür Menschen mit indigenem Hintergrund und farbige Menschen, die mit Essproblemen und einem schlechten Körperbild zu kämpfen haben. Mehr dazu unter: https://www.nalgonapositivitypride.com.

Ragen Chastain berichtet über eine Vielzahl von verschiedenen Möglichkeiten, mit “Food Police”-Menschen umzugehen, die sich zur Wahl des Essens anderer äußern – in diesem Blogbeitrag:

---

[173] Vielen Dank an Lindsay Stenovec, die sich aus ihrem Mutterschaftsurlaub die Zeit genommen hat, diese Informationen mit uns zu teilen!

https://danceswithfat.wordpress.com/2018/05/28/all-the-bbq-none-of-the-fat-shaming/.

Das UCSD Center for Mindfulness bietet ein Achtsames Essen Programm an. Mehr erfahren Sie hier: https://health.ucsd.edu/specialties/mindfulness/programs/eating/Pages/default.aspx.

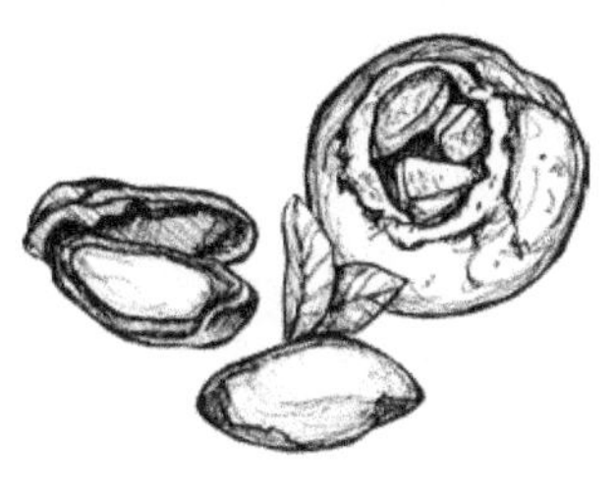

KAPITEL 10

HAUTPFLEGE UND -SCHUTZ

Wie wichtig Hautpflege ist, habe ich in meiner Ausbildung zur Lymphödemtherapeutin gelernt. Hautpflege ist für Menschen mit Lymphödemen sehr wichtig, da ihr Lymphsystem beeinträchtigt ist und es bereits durch kleine Kratzer oder Schnitte zu ernsthaften Wundinfektionen kommen kann. Darüber hinaus können die Haut und Faszien des Lipödems weniger elastisch sein, als die Bereiche die nicht vom Lipödem betroffen sind. Andere potenziell schädliche Veränderungen der Haut sind "Trockenheit, Pilzinfektionen, Cellulitis und eine verlangsame Wundheilung"."[174]

[174] Herbst, 2012

Was ist mit Hautpflege?

Laut Williams & MacEwan umfasst "Hautpflege und -schutz das tägliche Waschen der Haut, die Verwendung geeigneter Weichmacher, die Vermeidung von Allergenen und die Vorbeugung oder Behandlung von Hautschäden wie Kratzern, Pilzinfektionen, Blasen, Verbrennungen, Insektenstichen oder Hämatomen."[175]

Worauf sollten wir achten? Laut Williams & MacEwan können "insbesondere Hautfalten gerötet sein und zu Entzündungen neigen und für einige kann die Hautpflege dieser Stellen schwierig sein, wenn ihre Mobilität beeinträchtigt ist. Antiseptische, antimykotische oder andere Haut- und Wundpflegeprodukte können hier hilfreich sein."[176]

Gehen Sie mit Sorgfalt vor!

Bei Menschen mit Lipödem kann Druckausübung zu mäßigen bis starken Schmerzen führen, daher ist es wichtig, Vorsicht bei Blutproben, Injektionen und Blutdruckmanschetten walten zu lassen. Tatsächlich

---

[175] Williams & MacEwan, 2016

[176] Williams & MacEwan, 2016

können Blutdruckmanschetten falsch zu hohe Werte liefern, wenn die zu messende Person unter einem hohen Grad an Lipödemschmerzen leidet und vor allem, wenn die Messung aufgrund von Lipödemfett am Arm schmerzhaft ist. Der Blutdruck kann zudem bereits erhöht sein, da er oft gemessen wird nachdem das Gewicht mittels dem wiegen auf einer Waage ermittelt wurde, was für viele Menschen mit Lipödem eine sehr stressige Situation darstellt.

Bitten Sie darum, ihren Blutdruck manuell gemessen zu bekommen, anstatt mit einer automatischen Manschette.

Wie wir unserer Haut helfen können?

Die Haut sauber und feucht zu halten, ist der beste Rat für die meisten Menschen mit Lymphödem, aber was können wir sonst noch tun?

Suchen Sie einen Arzt auf, wenn Sie eine offene Wunde haben, die nicht normal heilt, oder wenn Sie den Verdacht haben, dass Sie Lymphorrhoe haben. Wenn Lymphflüssigkeit aus der Haut austritt, spricht man von Lymphorrhoe, was besonders bei Menschen mit Lymphödemen vorkommen kann. Die klare Flüssigkeit mag harmlos erscheinen, ist aber ätzend und kann zu einer Wunde führen, wenn sie nicht von der Hautoberfläche entfernt wird. Bitte suchen Sie einen Arzt auf und vermeiden Sie die Verwendung von Lotionen mit Wachsen.

Hautfalten können schwitzen! Probieren Sie InterDry Feuchtigkeitstücher mit antimikrobiellem Silber oder ähnliche Produkte, um Feuchtigkeit und Entzündungen zu reduzieren.

Nicht nur trockene, schuppige Haut, sondern auch Hyperkeratose kann bei Menschen mit Lipödem und Lymphödem auftreten. Lesen Sie mehr über die Empfehlungen von Wounds UK zur Behandlung von Hyperkeratose der unteren Extremität hier: http://lohmann-rauscher.co.uk/downloads/Consensus-on-Hyperkeratosis-of-the-Lower-Limb-1478245071.pdf.

Das Trockenbürsten kann als zusätzliche Lymphdrainagetechnik eingesetzt werden.[177] Auch ist es ein sanftes Peeling für die Haut und viele genießen

[177] Williams & MacEwan, 2016

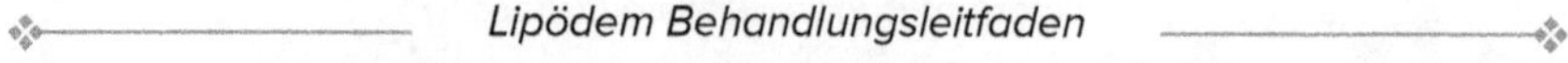

die Wirkung, die es auf das Aussehen und die Haptik ihrer Haut hat. Ich gehe in Kapitel 6 näher auf das Trockenbürsten ein.

Es wurde festgestellt, dass die Stoßwellentherapie die "biomechanischen Hauteigenschaften verbessert, was zu einer Glättung der Dermis- und Hypodermisoberfläche führt."[178]

Lymphdrainage ist wichtig für die Hautgesundheit, wenn die Lymphflüssigkeit nicht richtig fließen kann. Ehrlich et al. stellen fest, dass "im weiteren Verlauf des Lymphödems stagnierende Gewebeflüssigkeit (Lymphostase) ein abnormales Wachstum der Gewebefasern (Fibrose) und eine Fettansammlung verursacht, wodurch hartes Gewebe entsteht, das unter Druckausübung nicht nachgibt (Non-Pitting Ödem).[179] Die fortschreitende Veränderung des Gewebes ist der Grund, warum eine regelmäßige Lymphdrainage für die Behandlung von Lipödemen mit Lymphödem wichtig ist, auch wenn sie den Umfang des Beines oder Arms mit Lipödemfett nicht reduzieren kann.

[178] Siems et al., 2005

[179] Ehrlich et al., 2016

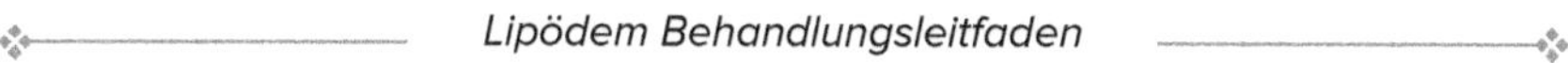

Haben Sie Spaß bei der Hautpflege!

In ihrem Beitrag "Spa Day = My legs day" teilt uns Marta vom Nutrition vs. Lipoedema Blog ihre Lieblingsrezepte zur Hautpflege mit, darunter ein Beinpeeling mit Kokosöl, Avocado, Himalaya-Salz und Grapefruitsaft; und ein Fußpeeling mit Kokosöl, Kaffeesatz, Kardamom und Zimt. Ihre Rezepte finden Sie unter: http://nvlblog.com/en/2018/02/17/spa-day-my-legs-day/. Op Instagram kun je haar vinden onder @nutritionvslipoedema.

Wie ich meine Haut schütze:

____

____

____

Lernen Sie Amy Victoria Fretwell kennen

Hier sind einige der Arten, wie Amy Victoria Fretwell ein Lipödem erlebt:

Wie fühlt sich ein Lipödem an?

Ein Lipödem fühlt sich wie eine schwere Last an, die man den ganzen Tag über tragen muss. Nicht nur körperlich, sondern auch geistig. Ich frage die Menschen oft, ob sie oft täglich an ihre Gliedmaßen denken, sich ihrer Arme und Beine und wie sie sich anfühlen bewusst werden? Sie alle sagen nein, sie sind sich ihrer Gliedmaßen nicht bewusst, was verständlicherweise normal ist. Aber Menschen mit Lipödem, einschließlich mir, sind sich ihrer Gliedmaßen den ganzen Tag über bewusst: aufgrund des Gewichts/der Schwere, der Schmerzen, des Wundseins. Für mich, körperlich, fühle ich am meisten die Schwere, dazu ein Kribbeln und Pochen beim Anschwellen, meist in den Beinen, nicht so sehr in den Armen.

Mental kämpfe ich mit dem Gedanken, dass meine Beine immer weiter wachsen werden, dass ich nicht weiß, was die Zukunft bezüglich meiner Gesundheit und Mobilität bringt und wie sie sich auf mich in den Wechseljahren auswirken wird.

Wie haben Familie und Freunde auf Ihre Diagnose reagiert? Wie unterstützen sie Sie?

Ich bin glücklich. Meine Familie und meine Freunde waren fantastisch. Es war eine große Erleichterung für uns alle, endlich eine Diagnose zu bekommen. Zu wissen, dass ich nicht einfach verrückt geworden bin. Meine Eltern haben mich den ganzen Weg lang unterstützt, obwohl sie mir anfangs gesagt haben, dass ich perfekt bin und dass mit mir nichts verkehrt ist, was natürlich stimmt. Ich habe die Unterstützung meines Freundes und aller meiner Freunde. Das Lipödem ist oft ein Thema das wir diskutieren, sie sind alle auch in dieser Hinsicht gut ausgebildet.

Wie behandeln Sie Ihr Lipödem?

Ich behandle mein Lipödem mit dem Fascia Blaster, Trockenbürsten, täglicher Massage und dem Thumper Massagegerät. Nichts davon hat die Fettablagerungen verschwinden lassen, aber sie haben meine Schmerzen und Schwellungen reduziert. Mein Favorit, der einfacher zu bedienen ist, ist der Thumper. Durch diese Anwendung erhalte ich die größte Schmerzlinderung und es entspannt meine Beine. Der Fascia Blaster lässt meine Beine sich glatter und leichter anfühlen, das Trockenbürsten hat für mich bisher keinen merklichen Effekt, aber ich denke, langfristig ist es für die Lymphgefäße fantastisch.

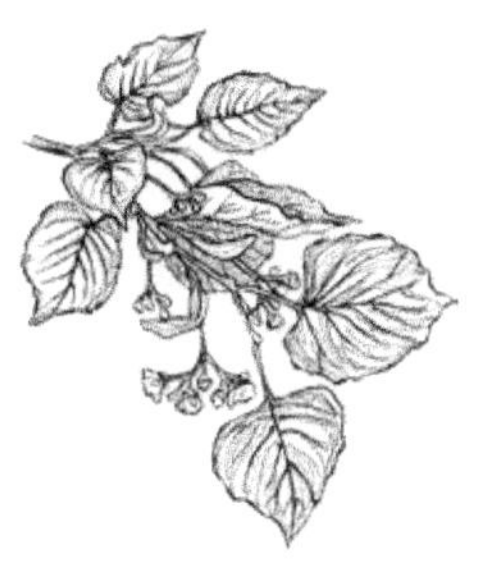

KAPITEL 11
ARBEITEN MIT LIPÖDEMEN

Für viele Menschen ist das Lipödem eine chronische Erkrankung, die alle Facetten ihres Lebens betrifft. Ich habe mehrere Menschen mit Lipödemen aus dem ganzen Land gebeten, Tipps zu geben, wie sie ihre Karriere erfolgreich gestalten können, während sie mit Lipödemsymptomen zu kämpfen haben. Ich konzentrierte mich auf Anpassungen, die sie vorgenommen haben, um in einer Büroumgebung arbeiten zu können, sei es am Arbeitsplatz oder bei der Arbeit im Büro zu Hause.

Bevor wir zu den Behandlungen kommen, möchte ich, dass Sie sich ein paar Minuten Zeit nehmen, um Ihre Antworten auf die folgenden Fragen auf Papier zu bringen.

Erzählen Sie mir von den Symptomen, mit denen Sie zu kämpfen haben, wenn es um Ihre Karriere und den Umgang mit Lipödemen geht:

____

____

____

Sagen Sie mir, was Sie zu einer Freundin sagen würden, wenn sie die gleichen Probleme hätte:

____

____

____

Haben Menschen auf der ganzen Welt mit Lipödemen die gleichen Probleme?

____

____

____

Wie hat sich das Lipödem auf Ihr Arbeitsleben ausgewirkt und wie fordert und/oder stärkt es Sie?

____

____

____

Wer sind Sie bei der Arbeit? (Wie sieht Ihre bisherige Berufserfahrung aus? Auf welche Projekte sind Sie besonders stolz?)

____

____

____

Wie halten Sie Ihre Karriere während einer Gesundheitskrise aufrecht?

____

____

____

Ideen zur Anpassung Ihres Arbeitsplatzes um den Lymphabfluss zu verbessern

Wäre Ihr Arbeitsplatz mit einem ergonomischen Schreibtischstuhl bequemer?

Viele Menschen mit Lymphödemen finden einen Hocker unter ihrem Schreibtisch hilfreich, um ihre Beine anzuheben und so Schwellungen zu reduzieren.

Ein konvertierbarer Sitz-Stehtisch kann Ihnen die Möglichkeit geben, an Ihrem Arbeitsplatz entweder zu sitzen oder zu stehen.

Ein Pedaltrainer unter dem Schreibtisch oder eine „HOVR Under Desk Leg Swing" sind zwei weitere Optionen.

Yoga am Schreibtisch! Probieren Sie diese Asanas mit Yoga von Adriene hier aus: https://youtu.be/tAUf7aajBWE.

Weitere Ideen, um Ihren Arbeitsplatz komfortabler zu gestalten:

Ragen Chastain gibt Tipps zum Umgang mit fett-phobischen Mitarbeitern: https://danceswithfat.wordpress.com/2018/04/15/dealing-with-a-fatphobic-coworker/.

Gloria Lucas, die Gründerin von Nalgona Positivity Pride, verkauft ein 11x17 “Body Positive Zone” Poster, das Sie hier in Ihrem Büro aufhängen können: https://www.etsy.com/shop/NalgonaPositiveShop.

Mit Lipödem zur Arbeit und nach Hause kommen

Dies sind einige Tipps, die ich von Menschen mit Lipödemen erhalten habe, die Schwierigkeiten beim Ein- und Aussteigen in ein Auto haben:

- Steigen Sie rückwärts in ein Fahrzeug ein. Manche finden es einfacher, mit dem Rücken zum Autositz zu stehen, die Beine im Knie zu beugen und sich dann auf den Sitz zurückzulehnen.
- Greifen Sie Ihr Hosenbein unterhalb des Knies und ziehen Sie Ihr Bein in das Auto.
- Wenn Sie mit Hilfe eines Stocks gehen, benutzen Sie ihn als Haken um Ihr Bein anzuheben.
- Verwenden Sie einen Beinheberriemen, der online gekauft werden kann.

- Verwenden Sie einen kleinen Tritthocker, der sich zwischen dem Auto und der offenen Tür befindet. Auf dem Hocker stehen, dann auf den Autositz setzen.
- Ein Gerät namens HandyBar passt in die Autotürverriegelung und kann verwendet werden, um Ihnen das Sitzen oder Stehen zu erleichtern.
- Im Handumdrehen kann der Gurt Ihrer Handtasche oder Tasche unter den Fuß eingehängt werden, um den Fuß in das Auto zu ziehen.

Reisen mit Lipödem: Hinweise zum Fliegen

Verschiedene Fluggesellschaften haben unterschiedliche Richtlinien für die erleichterte Unterbringung (oder für die NICHT erleichterte Unterbringung) von Kunden jeder Größe. Sarah Thompson sagt, dass "Sie einen Sicherheitsgurtverlängerer anfordern können, wenn Sie an Bord gehen oder nachdem Sie Ihren Sitzplatz eingenommen haben." Sie können Ihren eigenen mitbringen, aber manchmal lassen es die Fluggesellschaften nicht zu, dass Sie einen verwenden, den Sie selbst mitgebracht haben (wenn sie bemerken, dass Sie eine verwenden). Gurtverlängerungen für Sicherheitsgurte können bei Amazon gekauft werden, und Sie können sie auch für Autos, Lieferwagen und Lastwagen verwenden werden! Das vollständige Interview finden Sie auf der Website LipedemaTreatmentGuide.com.

Viele Fluggesellschaften veröffentlichen ihre Policen online. Hier sind einige zu finden:

- Southwest: https://www.southwest.com/html/customer-service/extra-seat
- Alaska Air: https://www.alaskaair.com/content/travel-info/policies/seating-customers-of-size
- United: https://www.united.com/ual/en/us/fly/travel/special-needs/extra-seating.html
- American Airlines: https://www.aa.com/i18n/travel-info/special-assistance/special-assistance.jsp
- Delta: https://www.delta.com/content/www/en_US/traveling-with-us/special-travel-needs/require-extra-seat-space.html

Mehr zum Thema Fliegen

Lesen Sie mehr Tipps von Sarah Thompson unter https://www.resilientfatgoddess.com/blog/flyingwhilefat.

Tipps von Jes Baker: https://www.ravishly.com/2015/09/17/tips-flying-while-fat

- Tragen Sie Ihre Kompression beim Fliegen; einige legen sogar zusätzliche Kompression an.
- Denken Sie daran, öfter einen kurzen Spaziergang auf und ab des Ganges zu machen.
- Trinken Sie viel Wasser. Das hält Sie hydratisiert und sorgt dafür, dass Sie sich bewegen um auf die Toilette zu gehen.
- Probieren Sie Flugzeug-Yoga! Sehen Sie das Video von Yoga mit Adriene hier: https://youtu.be/OHTcr7F1QiY

Susan DeCristofaro, RN, MS, OCN, vom Dana-Farber Cancer Institute, führt uns durch einige einfache Lebed-Übungen, um Lymphödemschwellungen zu reduzieren. Einige von ihnen sind stuhlbasiert und können in einem Flugzeug durchgeführt werden. Es wäre auch möglich, eine Übungsband für die Armübungen auf den Flug mitzunehmen. Sehen Sie das Video hier: https://youtu.be/dFg4CxiSrG4.

Trockenbürsten und die Nutzung des Hotelschwimmbades sind zwei gute Möglichkeiten, um im Urlaub Lymphflüssigkeit zu bewegen. Dieser Fat Girl Flow Blog-Post hat eine Übersicht über größenfreundliche Bademodenfirmen mit Preisen und Größen! https://www.fatgirlflow.com/where-to-find-plus-size-swimwear/.

Einige Menschen mit Lipödem lassen vor und nach dem Flug eine Lymphdrainage-Massage durchführen, besonders wenn es sich um einen langen Flug handelt. Wie findet man einen zertifizierten Lymphödemtherapeuten im Urlaub? Das Lipedema Provider Directory ist eine gute Quelle hierfür: http://lipedemaproject.org/lipedema-lipoedema-lipodem-provider-directory/.

Stadtrundfahrt mit Lipödem

Ich habe diesem Kickstarter, der eine sehr spannende App entwickelt hat Geld gespendet: AllGo wurde konzipiert, um eine gute Informationsquelle für alle, die einen größeren Körper haben, zu sein. Die Benutzer können Bewertungen von öffentlichen Räumen, Geschäften, Restaurants und mehr hinterlassen. Das Ziel ist es, Informationen über Barrierefreiheit zu sammeln, sodass wir eine fundierte Entscheidungen treffen können, bevor wir an einem Ort auftauchen, der nicht für unsere Bedürfnisse ausgelegt ist. Weitere Informationen finden Sie unter https://www.canweallgo.com.

Eine weitere Option ist die Ample App. Sie finden sie unter: https://www.isitample.com.

Lernen Sie Fadalia Gray kennen

Hier sind einige der Arten, wie Fadalia Gray ein Lipödem erlebt.

Wie fühlt sich ein Lipödem an?

Mein Lipödem fühlt sich für mich sehr beschämend an. Ich leide nicht nur an einer körperlichen Missbildung, von der über 70% meines Körpers betroffen sind, ich fühle mich auch von meinem Gesundheitssystem im Sich gelassen und dafür verurteilt, dass ich Hilfe benötige.

Als Frauen mit Lipödem wirken wir faul, fett, wie schlechte Esser und zu unintelligent um auf uns selbst aufpassen zu können. Nichts davon ist notwendigerweise wahr, aber so lässt mich meine Krankheit aussehen und beeinflusst demnach auch wie die Welt mit beurteilt. Ein Lipödem zu haben, gibt mir das Gefühl, versagt zu haben, weil ich nicht gesund und aktiv sein kann und ein unerwünschter Verlierer zu sein, weil ich nicht mit den Gesundheits- und Fitness-Communities interagieren kann, mit denen ich mich auf emotionaler und intellektueller Ebene verbunden fühle. Ein Lipödem zu haben gibt mir das Gefühl, allein zu sein, weil ich einen strengen und fokussierten gesunden Lebensstil genieße, aber ich aussehe und mich bewege wie jemand, der das nicht tut. Meine Gesellschaft ist von anderen

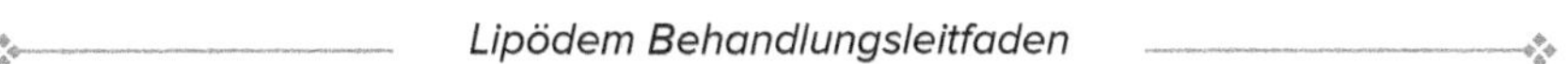

Menschen, die meinen Lebensstil teilen unerwünscht, da meine Missbildung und die Auswirkung die sie auf meine Bewegungsfähigkeit hat, mich davon abhält die Dinge zu tun, die diese Menschen gerne tun.

Mein Lipödem gibt mir das Gefühl eine übergewichtige Versagerin zu sein. Es gibt mir das Gefühl, dass ich in einem Körper gefangen bin, der von innen heraus explodiert und mich von außen mit unendlichen Schmerzen umgibt. Ein Lipödem zu haben fühlt sich an, als würde mein Leben enden, denn ich sehe keine Zukunft, in der ich nicht immer mehr und mehr verforme, bis ich keine Freude mehr übrig habe.

Wie haben Familie und Freunde auf Ihre Diagnose reagiert? Wie unterstützen sie Sie?

Meine Familie und Freunde haben Schwierigkeiten, meine Diagnose zu verstehen. Meine Mutter und meine Schwester haben beide ein Lipödem im Stadium 1 und verstehen die emotionale Belastung. Meine Schwester wäre fast an Magersucht gestorben, und meine Mutter leidet immer noch unter dem Trauma, damit aufzuwachsen, dass ihr ständig gesagt wurde, dass sie hübsch wäre, hätte sie nur nicht solche fetten Beine.

Sie verstehen aber meine körperlichen Schmerzen nicht, weil sie das weitere Fortschreiten der Krankheit nicht erlebt haben. Sie benötigen keine Kompression, so dass sie die Belastung durch das tägliche Tragen nicht nachvollziehen können. Meine Freunde sind großartige Menschen; sie verstehen, dass es Aktivitäten gibt, die ich nicht tun kann und sie haben dafür gesorgt, dass ich mich deswegen nie schlecht gefühlt habe.

Mein erster Verlobter wollte mir mit Operationen helfen. Er war in dieser Hinsicht eine große Unterstützung und hatte keine Angst vor der finanziellen Belastung, der wir ausgesetzt sein würden. Der Mann, den ich schließlich geheiratet habe, ist ebenso motiviert, mir zu helfen, und beschwert sich nie über meinen gesundheitlichen Zustand.

Ich habe einige gesunde, aktive Freunde, die einfach nicht verstehen, wie es ist mit einer chronischen Krankheit im Alltag zu leben, aber das lasse ich nicht

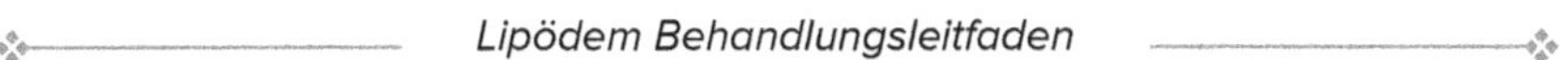

an mich heran. Ich komme ihnen einfach nicht so nahe wie den Menschen, die das verstehen und die mich nie bitten, Dinge zu tun, die ich nicht kann.

Wie behandeln Sie Ihr Lipödem?

Ich habe eine unglaubliche Schmerzlinderung durch CBD-Öl erfahren. Die Neuralgie ist deutlich reduziert, aber die Kosten sind zu hoch, um es dauerhaft zu kaufen. Ich trage jeden Tag eine 40/50 Kompression der ganzen Beine. Und ich trage jetzt auch Kompressionskleidung an den Armen. Ich hatte 2 Operationen an meinen Beinen und gehe davon aus, dass ich mindestens 3 weitere brauche.

Aufgrund des Fortschreitens unserer Krankheit, wenn wir besonders die Gesundheit der Beine nicht aufrechterhalten können, gehe ich wieder zur Schule, um einen Beruf zu finden, der meiner Behinderung gerecht wird. Wir können nicht den ganzen Tag stehen oder sitzen und müssen uns bewegen können, während wir gleichzeitig die Möglichkeit haben müssen, unsere Beine von Zeit zu Zeit hochzulegen. Wenn ich nicht die akademische Kapazität hätte, dies zu erreichen, bräuchte ich am Ende Sozialhilfe oder müsste arbeiten, bis meine Beine mich in den Rollstuhl bringen und ich Hilfe vom Staat benötige. Operationen sind die einzige Möglichkeit, das zu verhindern.

Ich versuche zu schwimmen, wenn ich kann, und erhöhe das Ende meines Bettes im Sommer, wenn meine Schwellung wirklich schlimm ist. Ich habe mit einer Alkohol- und Opiatsucht zu kämpfen, um meine Schmerzen zu lindern, aber CBD kann das verhindern, wenn ich es mir gerade leisten kann. Ich trainiere in MLD, und wende Schröpfungen und kalte Hydrotherapie an, um mein Gewebe anzuregen.

Ich versuche Yoga zu machen, und ich habe ein Paar Kangoo Boots. Sie wirken albern, aber da sie so federn sind sie tatsächlich gut für unsere Lymphbahnen und schonen unsere beschädigten Gelenke. Schwimmen ist das Beste, aber teuer und aufgrund der begrenzten öffentlichen Bademöglichkeiten schwer in den alltäglichen Zeitplan zu integrieren. Ich springe jetzt auch noch Seil. Und früher habe ich geklettert, aber inzwischen ist mein Gewebe dafür zu empfindlich.

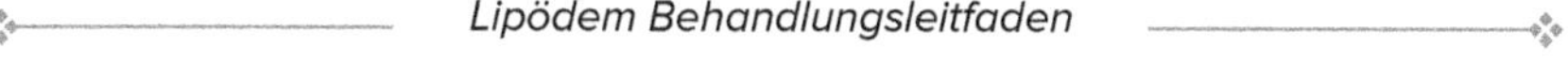

TEIL 3

CHIRURGISCHE EINGRIFFE BEI LIPÖDEMEN

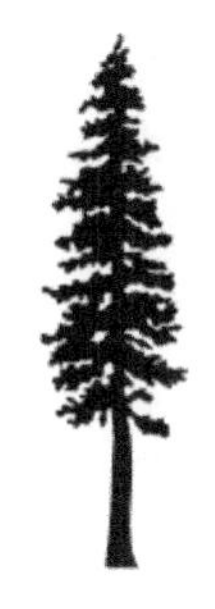

KAPITEL 12
LIPOSUKTION BEI LIPÖDEMEN

DieLiposuktionoderFettabsaugungisteinechirurgische Behandlung zur Reduzierung einiger der Symptome eines Lipödems. Die Website der Fat Disorders Resource Society sagt, dass “eine Fettabsaugung notwendig sein kann, wenn Sie starke Schmerzen haben, eine beeinträchtigte Beweglichkeit und/oder einen veränderten Gang haben oder eine Belastung für Gelenke wie das Knie verspüren.”[180] Entgegen dem weitläufigen Glauben in unserem Land, ist der Zweck einer Fettabsaugung bei Lipödemen nicht vollständig der, kosmetische Ergebnisse oder Gewichtsverlust zu erzielen. Laut “Specialist approaches to managing lipoedema” von Amy Fetzer berichten Patienten, die sich einer Tumeszenz-Liposuktion unterzogen haben,

---

[180] Liposuction, o.D.

dass “Schmerzen, Ödeme, Bewegungsfähigkeit, körperliche Erscheinung und ihre Lebensqualität deutlich verbessert wurden, während viele von einer Reduktion des lipoödemassoziierten Hämatoms sprechen”, aber “Tumeszenz Fettabsaugungen sind nicht kurativ .... und ein gesunder Lebensstil muss auch postoperativ aufrechterhalten werden.”[181]

Ich werde Sie darüber informieren, was vor Ihrer Operation, am Tag Ihrer Operation und nach Ihrer Operation zu tun ist. Ich werde dieses Kapitel kurz halten, weil es sehr wichtig ist, die Anweisungen Ihres plastischen Chirurgen genau zu befolgen. Eine Tatsache ist jedoch zu beachten: Eine Fettabsaugung heilt keine zugrunde liegende Venen- oder Lymphkrankheit, so dass ein gewisser Prozentsatz der Patienten mit Lipödem weiterhin konservative Behandlungen benötigen, auch wenn alle Operationen abgeschlossen sind. Der größte Nachteil der Operation als Behandlung des Lipödems ist, dass viele Krankenkassen den Eingriff nicht erstatten. Eine gute Möglichkeit, um sich mit der Chirurgie als Therapie für Ihr Lipödem zu befassen,

[181] Fetzer, 2016

ist das YouTube-Video von Dr. Herbst Should I Get Surgery? von der Konferenz 2016 der Fat Disorders Resource Society (FDRS) im Internet unter: https://youtu.be/SKrteVQcDp0.

Vor der Operation

Sammeln von Informationen für Ihr Schreiben über die medizinische Notwendigkeit einer Operation

Wenn es sich bei einem Behandlungsverfahren oder Produkt um etwas handelt, das Ihre Versicherung nicht automatisch abdeckt, benötigen sie in der Regel ein Dokument Ihres medizinischen Dienstleisters, das als Schreiben der medizinischen Notwendigkeit bezeichnet wird. Dr. Herbst hielt einen wunderbaren Vortrag auf der FDRS-Konferenz 2016, der viele der Fragen skizzierte, die in Ihrem Schreiben der medizinische Notwendigkeit einer Operation behandelt werden sollten, einschließlich:

- Die Geschichte Ihres Lipödems von der Kindheit bis heute – wie hat es sich verändert oder verschlechtert?

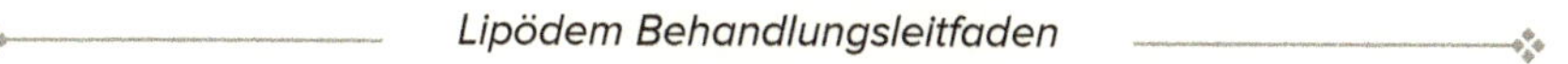

- Welche aktuellen Probleme werden durch ein Lipödem verursacht? Gibt es Veränderungen in den Aktivitäten des täglichen Lebens?
- Wie ist Ihre medizinische Familiengeschichte? Wer sonst hat oder hatte ein Lipödem und was waren die Folgen?
- Eine Liste aller Dinge, die Sie versucht haben, Ihrem Lipödem Abhilfe zu schaffen und ob sie erfolgreich waren oder fehlgeschlagen sind.
- Informationen über Biopsien, Gewebeproben oder Bildgebung und was sie ergeben.[182]

Facebook-Gruppen für Menschen mit Lipödem können ausgezeichnete Ressourcen für die Erstellung Ihres Pakets sein, das Sie an die Versicherungsgesellschaft schicken. Die Gruppe Lipedema Sisters USA auf Facebook hat eine Reihe von Dateien in ihrer Facebook-Gruppe, die hilfreich sein können.

---

[182] Herbst, 2016

Interviewfragen für plastische Chirurgen

Das Wichtigste zuerst: Wo findet man einen plastischen Chirurgen, der mit einer Fettabsaugung Lipödemfett entfernen kann? Eine gute Quelle, um Chirurgen und andere medizinische Fachkräfte zu finden, die sich mit Lipödemen auskennen, ist das Lipedema Provider Directory des Lipedema Project. Es ist online zu finden unter: http://lipedemaproject.org/lipedema-lipoedema-lipodem-provider-directory.

Die Fat Disorders Resource Society hat eine Liste möglicher Fragen zusammengestellt, die Sie einem plastischen Chirurgen stellen sollten, bevor Sie sich für eine Fettabsaugung entscheiden, einschließlich:

- Wie definieren Sie ein erfolgreiches Verfahren – reduzierte Schmerzen, kosmetische Ergebnisse, Verlangsamung des Krankheitsverlaufs?
- Testen Sie meine lymphatische Funktion vor der Operation?

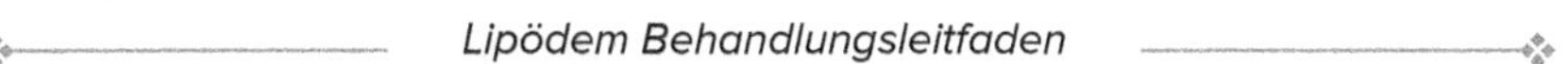

- Inwiefern unterscheidet sich die Liposuktion bei Lipödemfett von der Liposuktion mit typischem Fett?"[183]

Die vollständige Liste der Fragen finden Sie unter: https://www.fatdisorders.org/liposuction.

Welche Art und wie viele Operationen werden Sie benötigen? Einige Patienten benötigen mehrere verschiedene Verfahren der Fettabsaugung, die im Abstand von einigen Wochen oder Monaten durchgeführt werden. Andere brauchen eine reduktive Operation, auch bekannt als Exzision oder Resektion, bei der "große lokalisierte Ablagerungen von lipödematösem Gewebe oder Knoten, möglicherweise einschließlich der umgebenden Haut, entfernt werden". Diese Operation kann die Lebensqualität, das Gehvermögen und die allgemeine Beweglichkeit verbessern, denn "die Entwicklung dieser Knoten kann dazu führen, dass sich die Knie nach außen verdrehen (Valgusdeformität) oder an die Seite des Beines verschieben (Ptose) und in schweren Fällen sogar zum

[183] Liposuction, o.D.

Verlust der Gehfähigkeit führen, was sich dramatisch auf das Leben des Patienten auswirkt."[184]

Meine Interviewfragen für plastische Chirurgen:

____

____

____

Sind Sie zu alt für eine Operation?

Ob Sie ein guter Kandidat für eine Operation sind oder nicht, ist eine Frage, die nur von Ihrem plastischen Chirurgen beantwortet werden kann. Eine Studie kann Menschen, die denken sie seien zu alt für eine Operation Hoffnung geben!! In der deutschen Studie "Behandlung älterer Patienten mit fortgeschrittenem Lipödem: eine Kombination aus lasergestützter Fettabsaugung, medialer Oberschenkelstraffung und Unterbauchplastik" wurde eine Operation an "drei Frauen im Alter von 55-77 Jahren mit fortgeschrittenem Lipödem der Beine und mehreren Komorbiditäten" durchgeführt. Das Ergebnis? Laut den Chirurgen

[184] Lontok et al., 2017

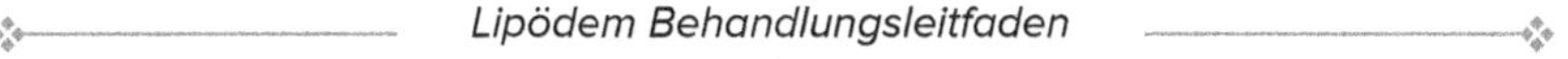

wurden “keine schwerwiegenden Nebenwirkungen festgestellt” und “die Patientenzufriedenheit war hoch.”[185]

Ernähren Sie sich vor der Operation ausreichend?

Die ausreichende Ernährung unseres Körpers ist von vitaler Bedeutung, insbesondere vor und nach der Operation. In einer Studie, fanden Nelson et al. heraus, dass niedrige Albuminspiegel im Blut, aufgrund von Unterernährung, zu gefährlichen Komplikationen nach einer Kniegelenkersatzoperation führen können.[186] Bevor Sie eine Fettabsaugung oder eine andere Operation durchführen lassen, sollten Sie den richtigen Ernährungsbedarf mit Ihrem Chirurgen besprechen. Die Studie “The Impact of Pre-Operative Weight Loss on Incidence of Surgical Site Infection and Readmission Rates After Total Joint Arthroplasty” ergab, dass Gewichtsabnahme nicht zu einem verminderten Risiko von Infektionen der

[185] Wollina et al., 2014

[186] Nelson et al., 2015

Operationsstelle, sondern zu Wiederaufnahmen nach einer Totalgelenksarthroplastik führt.[187]

Am Tag der Operation

Bei der Vorbereitung auf Ihre Operation ist es wichtig, die Anweisungen Ihres Arztes zu befolgen. Dazu kann auch gehören einige Nahrungsergänzungsmittel zu reduzieren. Eine Sache, über die Sie Ihr Chirurg möglicherweise nicht vollständig aufklärt, ist, was Sie am Tag der Operation einpacken sollten und was Sie in Ihrem Zuhause oder Hotelzimmer haben sollten, wenn Sie entlassen werden. Meine Liste für die Zeit nach der Operation:

- Lockere, leichte On/Off-Kleidung
- Wenn Sie ätherische Öle genießen: Ihr bevorzugtes ätherisches Lavendelöl, ätherisches Rosenöl, ätherisches Orangen- und Zitronenöl, ätherisches Geranienöl oder ätherisches Weihrauchöl und einen Diffusor
- Abführmittel (falls vom Arzt empfohlen)

---

[187] Inacio et al., 2013

- Binden
- Splipeinlagen
- Baby-Tücher
- Hausschuhe / Pantoffeln
- Fußhocker
- Erste-Hilfe-Koffer und Verbände wie die vom Chirurg verwendeten
- Großer Handspiegel
- Kunststoffmatratzenbezug (erleichtert das Aufstehen vom Bett)
- Sie können Ihr Bügelbrett als zusätzlichen Tisch verwenden, wenn es Ihnen schwer fällt sich zu bücken
- Stellen Sie sicher, dass Ihr Kühlschrank mit einfach zuzubereitenden und leicht zu verzehrenden Lebensmitteln ausgestattet ist. Ein Kunde von Tummy- Tuck stellte mir den

Amazon Fresh Lebensmittellieferdienst vor, eine gute Option, um an Lebensmittel zu kommen, wenn man es nicht bis zum Lebensmittelgeschäft schafft.

Ihre Checkliste nach der Operation:

____

____

____

____

____

____

____

____

____

____

____

Werden Sie während der Operation jemanden bei Ihnen haben? Dr. Herbst gab hier einige Tipps, wie man während der Fettabsaugung bei Lipödemoperationen eine gute “zweite Hand” sein kann: http://www.lipomadoc.org/uploads/5/0/4/8/5048532/being_a_second_in_dr_stutz_surgery.pdf.

Nach der Operation

Nach einer Fettabsaugung ist Bewegung wichtig

Ich habe von mehreren Patienten gehört, dass sie nach einer Fettabsaugung der Beine, im Bauchbereich (viszerales Fett) zugenommen haben. In der Studie "Liposuction induces a compensatory increase of visceral fat which is effectively counteracted by physical activity", fanden Benatti et al. heraus, dass "Bewegungstraining in der Lage ist, dem liposuktionsbedingten kompensatorischen Wachstum von viszeralem Fett bei normalgewichtigen Frauen entgegenzuwirken" und dass es einen "schützenden Effekt des Bewegungstrainings gibt, der das kompensatorische Wachstum von viszeralem Fett als Reaktion auf eine Fettabsaugung verhindert."[188]

Die Trainingsroutinen der Studienteilnehmer begannen zwei Monate nach der Operation und wurden vier Monate lang fortgeführt. Das Training bestand aus einem fünfminütigen Aufwärmtraining "gefolgt von Kraftübungen[acht Übungen für die Hauptmuskelgruppen; ein (in der ersten Woche als

---

188 Benatti et al., 2012

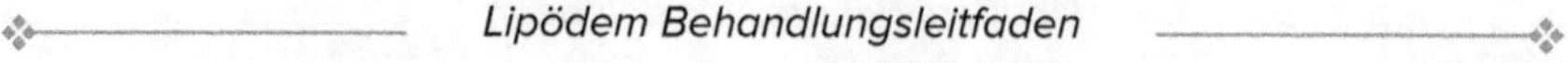

Anpassungsübungszeit) bis drei Sätzen von acht bis zwölf Wiederholungen maximal (RM) pro Übung; 30 Minuten/Sitzung] und Aerobic auf einem Laufband (30-40 Minuten/Sitzung) mit einer Intensität, die der Atemwegskompensationsschwelle entspricht[ca. 75% der maximalen Sauerstoffaufnahme (VO2 Max)], die mit einem Pulsmesser überwacht wurde". Es gab keine Einschränkungen bezüglich der Ernährung.[189]

Die Studie erwähnt keine Teilnehmer mit einer Diagnose eines Lipödems, aber ich könnte mir vorstellen, dass das Resultat nach der Entfernung von Lipödem-Fettgewebe mehr als wahrscheinlich ähnlich sein würde. Konsultieren Sie Ihren plastischen Chirurgen, um sicher zu sein.

Eine Operation heilt kein Lipödem. Caroline Sprott teilt ihre Erfahrungen nach der Operation aufgrund eines Lipödems in diesem Beitrag: https://www.lipoedem-mode.de/lipoedem-angst/.

---

[189] Benatti et al., 2012; haakjes zoals in de originele tekst

Wie kann ich die Schwellung nach einer plastischen Operation reduzieren?

Wenn Sie die postoperativen Anweisungen Ihres Arztes vollständig befolgen und immer noch mit Schwellungen zu kämpfen haben, empfehle ich Ihnen dringend eine manuelle Lymphdrainage. Die Schwellung wird vom Körper über das Lymphsystem beseitigt, so dass die lymphatische Massage Ihrem Körper hilft, die Schwellung zu reduzieren. Wenn Sie während Ihrer Operation nicht in der Stadt sind, lassen Sie es mich wissen und ich werde versuchen, einen zertifizierten Lymphödemtherapeuten vor Ort zu finden, der Ihnen helfen kann. Alternativ kann Ihnen das Lipedema Provider Directory des Lipedema Projects helfen, einen Therapeuten vor Ort zu finden. Online zu finden unter http://lipedemaproject.org/lipedema-lipoedema-lipodem-provider-directory/.

Lernen Sie Erika Martin kennen

Hier sind einige der Arten, wie Erika Martin ein Lipödem erlebt.

Wie fühlt sich ein Lipödem an?

Für mich fühlte sich mein Lipödem an, wie das Tragen von Gewichten an meinen Armen und Beinen. Sie veränderten Form und Größe, abhängig von der Schwellung und taten weh. Am Ende eines Tages war mein Gewebe empfindlich und nachts fühlte ich stumpfe Schmerzen in meinen Unterschenkeln, die an den Knöcheln am schlimmsten waren.

Ich war schon immer ein aktives Kind und Jugendliche gewesen. Ich habe jede Saison Sport getrieben. In der High-School war ich Senior Athletin des Jahres, eine erfolgreiche Tennisspielerin und begann auch auf Langstreckenläufe zu trainieren. Aber mein Körper veränderte sich auch.

Während meiner Teenagerzeit und Zwanziger Jahre, obwohl ich weiterhin lief (durchschnittlich 25 Meilen pro Woche, regelmäßig Halbmarathonläufe) wurden meine Beine immer größer, schwerer und fetter. Meine Beine sahen nicht aus wie die Beine meiner Lauffreunde. Ich war überall sonst schlank, ich hatte tolle Bauchmuskeln, aber schmerzende Fettbeine.

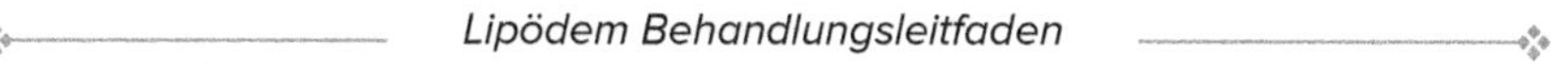

Nachdem eine Cousine erwähnte, dass bei ihr ein Lipödem diagnostiziert wurde und vermutete, dass ich auch eines haben könnte, habe ich mich untersuchen lassen. Das klang genau nach meinen Beschwerden!

Wie haben Familie und Freunde auf Ihre Diagnose reagiert? Wie unterstützen sie Sie?

Als ich meiner Familie von meinem Lipödem erzählte, waren sie so erleichtert. Sie, genauso wie ich, haben nicht verstanden, warum ihre athletische Tochter so eine seltsame Körperform hatte. Sie alle wussten sehr genau, wie sehr ich mich der Fitness verschrieben hatte. Ich war der Teenager, der sich zu Weihnachten ein Laufband wünschte und es jeden Winter fleißig benutzte.

Sie alle recherchierten unabhängig voneinander und meine Mutter flog zu mir, um mir zu unterstützen, als ich endlich meine erste Operation hatte. Mein Mann ist wunderbar und unterstütze mich dabei, die Operation zu bezahlen, indem er zustimmte, sie als Priorität vor den Kauf unseres ersten Hausen zu stellen, wenn ich wieder gesund bin.

Wie behandeln Sie Ihr Lipödem?

Ich halte mein Lipödem unter Kontrolle, indem ich fast täglich trainiere, während ich Kompressionskleidung trage. Ich benutze auch eine Pumpe für die Beine am Abend und bekomme einmal pro Woche MLD, wenn ich kann. Ich nehme Selen und Mäusedorn.

Vor kurzem hatte ich die erste von zwei Operationen um mein Lipödem zu entfernen. Ich bin so froh, dass ich es getan habe. Seitdem habe ich keine dumpfen Schmerzen mehr in meinen Knöcheln. Und meine Beine fühlen sich leicht und befreit von den schweren Gewichten an.

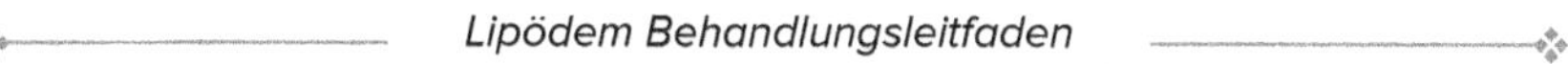

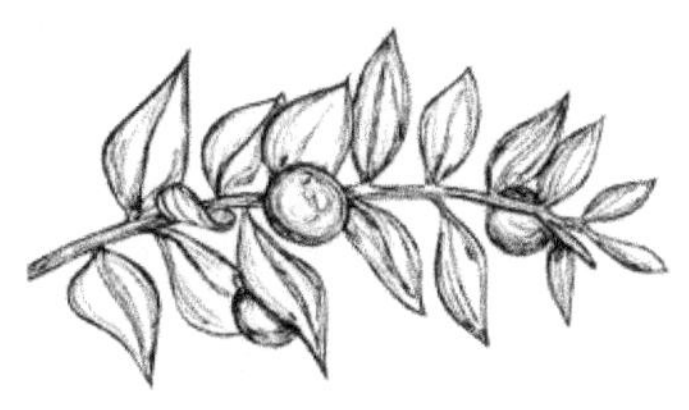

KAPITEL 13

WENN SIE VOR DER OPERATION NERVÖS SIND

Ich hatte vor fast einem Jahrzehnt nach einem Skiunfall eine rekonstruktive Operation und fühlte mich völlig wohl, weil ich intuitiv positive Gedanken über meine Genesung hatte. Im Gegensatz dazu lief die Operation 2016, zur Entfernung von Hautkrebs aus meinem Gesicht, nicht so gut, weil ich meine Zeit damit verbrachte, mir YouTube-Videos über die schlimmstmöglichen Szenarien anzusehen, anstatt positiv zu denken.

Wann immer ich eine traumatische Erfahrung habe, versuche ich, einen Weg zu finden, sie positiv zu nutzen, um anderen zu helfen. Nachdem meine Operation und meine Genesung im Gange waren, suchte ich nach den Antworten, die ich vor meiner Operation nicht gefunden habe – wie können Menschen, die vor einer Operation stehen, ihre Angst reduzieren und ihren Geist auf den Heilungsprozess konzentrieren?

Ich hatte das große Glück, 2017 Peggy Huddlestons Buch Prepare for Surgery, Heal Faster zu finden. Die Methode von Huddleston, sich auf positive Bilder vor der Operation zu konzentrieren, hat dazu geführt, dass Patienten ihre Angstzustände vor der Operation reduzierten, weniger Schmerzmittel verwendeten und sich nach der Operation schneller erholten. Die Kraft der Fokussierung auf personalisierte positive Bilder wurde in Forschungsstudien an der Lahey Clinic (Tufts University Medical School), dem New England Baptist Hospital (Tufts University Medical School) und dem Beth Israel Deaconess Medical Center (Harvard Medical School) dokumentiert.

Nachdem ich ihr Buch gelesen hatte, nahm ich die Chance wahr, persönlich mit Huddleston zu trainieren und biete nun private Workshops in San Diego an, die auf den Methoden und Recherchen in ihrem Buch basieren. Dieses einstündige Programm bietet San Diegans, die vor einer Operation stehen, viele der

Methoden an, die wir benutzen können um personalisierte positive Bilder zu erzeugen und zu verwenden, die Angst vor einer Operation zu reduzieren.

Ich weiß, wie furchteinflößend Operationen sein können. Investieren Sie eine Stunde Ihrer Zeit, um zu lernen, wie Sie mit personalisierten positiven Bildern, Familie und Freunden und Ihrem chirurgischen Team umgehen können, um Ihre Genesung nach plastischen, orthopädischen oder rekonstruktiven Operationen zu verbessern.

WICHTIGER HINWEIS: Wenn Sie nach Ihrer Operation ein plötzliches Angstgefühl bekommen und das Gefühl haben, nicht richtig atmen zu können, suchen Sie bitte sofort die Notaufnahme auf und wenden Sie sich an einen Arzt. Dies können Symptome einer Lungenembolie sein.

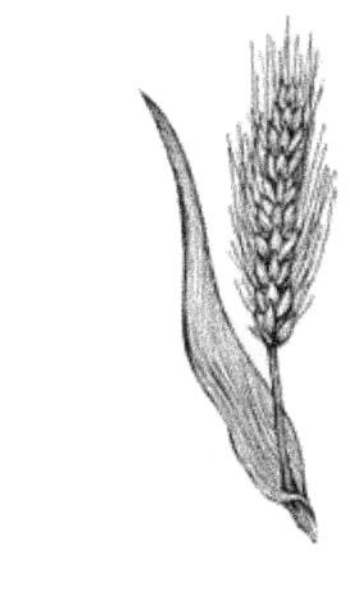

KAPITEL 14

MANUELLE LYMPHDRAINAGE NACH LIPOSUKTION BEI LIPÖDEMEN

Was Sie nach Ihrer manuellen Lymphdrainage-Massage erwarten können?

Diese Tipps sind das, was ich meinen Kunden nach ihrer lymphatischen Massage sage:

Ich arbeite zuerst an Ihrem Bauch und Hals, um Ihr Lymphsystem zu aktivieren, um mit erhöhter Leistung zu arbeiten. Dann massierte ich die Lymphknoten in den Achselhöhlen oder in den Hüften, je nachdem, welche näher an der Schwellstelle liegen. Dann aktiviere ich mit sanften, hautdehnenden Bewegungen den Lymphabfluss weg vom geschwollenen Bereich und in das Lymphsystem hinein, damit der Abfluss zurück zum Herzen stattfinden kann. Das Lymphsystem wird weiterhin hart daran arbeiten, Schwellungen so gut wie möglich zu entfernen, auch noch für einen gewissen Zeitraum nach der Massage. Ziehen Sie Ihre Kompressionskleidung so schnell wie möglich nach der MLD-Behandlung wieder an. Auch können Entspannung und das Hochlegen des Bereichs dazu beitragen, den Lymphabfluss zu verbessern.

Bitte trinken Sie viel Wasser! Wasser ist für Ihren Körper unentbehrlich. Eine Verringerung der Wasseraufnahme reduziert NICHT die Schwellung.

Es kann sein dass Sie häufiger Wasserlassen müssen, da Ihr Körper die Schwellung im betroffenen Bereich reduzieren will, oder auch häufiger Stuhlgang haben, als Resultat der tiefen Baucharbeit, die Teil Ihrer Behandlung war.

Genau wie die Hinweise und Tipps, die ich in diesem Buch gebe, ist auch die manuelle Lymphdrainage keine Wunderwaffe oder schnelle Heilungsmethode. Ihre Schwellung kann nicht in nur einer Sitzung vollständig beseitigt werden.

Lernen Sie Michelle Kohn kennen

Hier sind einige der Arten, wie Michelle Kohn ein Lipödem erlebt.

Wie fühlt sich ein Lipödem an?

Körperlich fühlt sich mein Lipödem an wie eine ständige Schwere, die auf mir lastet. Ich habe Schmerzen und schreckliche Schwellungen in meinen Beinen, insbesondere in meinen Waden und Knöcheln. Ich lebe seit etwa 35 Jahren damit und es hat Verwüstung in meinen Knien und Hüften angerichtet. Auch mein Gang ist in den letzten Jahren stark beeinträchtigt worden.

Wie haben Familie und Freunde auf Ihre Diagnose reagiert? Wie unterstützen sie Sie?

Psychologisch gesehen fühlt sich ein Lipödem wie ein grausamer Witz an. Abgesehen von der Depression, die mit dieser Krankheit einhergehen kann, lässt die Tatsache, dass sie so wenig diagnostiziert wird, einen unverstanden und manchmal verrückt fühlen. Wenn Sie wissen, dass Sie alles tun, was Sie in Bezug auf die richtige Ernährung und Bewegung tun können, aber

Ihre Ärzte immer noch darauf bestehen, dass Sie nicht genug tun, fordert das seinen Tribut an der mentalen Gesundheit. Außerdem gibt es keine Erklärung dafür, warum sich das Gewicht gerade dort ansammelt, wo es das tut und warum es das in diesen Mengen tut. Es gibt auch sehr wenige Erklärung für die Ursache der quälenden Schwellungen. Ich habe gelernt, dass ein Arzt der keine Ahnung hat was los ist, die Schuld sehr schnell wieder auf den Patienten schieben kann.

Meine Familie war sehr erleichtert, als sie herausfand, dass ich ein Lipödem habe und dass es eine tatsächliche Diagnose dafür gibt. Leider verstand meine Mutter meine "Gewichtsprobleme" während des Heranwachsens nicht. Sie war ein Model, als sie jünger war, und es spiegelte sie nicht gut wieder, dass ihre Tochter so deutlich überproportional war.

Ich lebte gefangen in einem Zyklus von Diäten seit ich 10 Jahre alt war. Als sie meine Diagnose herausfand, tat es ihr natürlich unglaublich leid, dass sie es nicht erkannt hatte. Sie fühlte sich besonders schuldig, da sie den größten Teil ihres Lebens im medizinischen Bereich arbeitete. Insgesamt unterstützte meine

Familie die Veränderungen meines Lebensstils, die ich vornehmen musste sehr, einschließlich meiner Entscheidung, mich einer Operation zu unterziehen.

Wie behandeln Sie Ihr Lipödem?

Ich kontrolliere mein Lipödem mit Yoga, Meditation, Wasserübungen, wenn möglich, und MLD-Therapie.

Chirurgen gibt es in Amerika nur wenige. Michelle lebt in North Carolina und ist nach Beverly Hills gereist, um dort eine Fettabsaugung von Dr. Amron durchführen zu lassen. Sie koordinierte ihre postoperative Betreuung mit einer Lymphdrainagebehandlung bei mir und meiner Kollegin Ingrid Marsten in Los Angeles, um Schwellungen zwischen den Operationen zu reduzieren. Nach ihrer Rückkehr nach Hause besuchte sie den Massage-Therapeuten Ruby Nachom in Greensboro, North Carolina.

FAZIT

Ich hoffe, dass diese Tipps Ihnen helfen werden, die negativen Auswirkungen des Lipödems zu reduzieren. Ich glaube, dass noch mehr als die Ideen, die ich umrissen habe, IHRE Notizen und Erkenntnisse, die auf diesen Seiten niedergeschrieben wurden, am meisten dazu beitragen werden, Ihnen und Ihren Lieben zu helfen. Ich hoffe, dass Sie weiterschreiben und mit anderen teilen, was für Sie funktioniert hat und was nicht und dass Sie dieses Buch an einem sicheren Ort aufbewahren, damit eines Tages Ihre Kinder, Enkelkinder, Nichten und Neffen von Ihrer Weisheit profitieren können.

Bitte senden Sie mir eine E-Mail mit allen Fragen oder Tipps an LipedemaTreatmentGuide@gmail.com und teilen Sie dieses Buch mit einem Familienmitglied, das auch ein Lipödem hat.

LITERATURVERZEICHNIS

6 Best Fixes for Pain and Swelling in Your Feet and Ankles. (2016, 19. Juli). Gesehen auf https://health.clevelandclinic.org/2016/06/6-best-ways-relieve-swollen-feet-ankles-home/

Adams, K. (1999) Introduction. Gesehen auf https://journaltherapy.com/get-training/short-program-journal-to-the-self/journal-to-the-self/journal-writing-history/

Albertson E, Neff, K., & Dill-Shackleford, K. (2014). Self-Compassion and Body Dissatisfaction in Women: A Randomized Controlled Trial of a Brief Meditation Intervention. Mindfulness. 6.10.1007/s12671-014-0277-3. Gesehen auf https://www.researchgate.net/publication/259941167_Self-Compassion_and_Body_Dissatisfaction_in_Women_A_Randomized_Controlled_Trial_of_a_Brief_Meditation_Intervention

Allen, E. V., and Hines, E. A., Jr. Lipedema of the legs: a syndrome characterized by fat legs and orthostatic edema, Proc. Staff Meet., Mayo Clin. 15: 184-187, 1940. Gesehen auf http://lipedemaproject.org/mayo-clinic-staff-meetings-vascular-clinics-x-lipedema/

Anwar, Y. (2 februari 2015). Add nature, art and religion to life's best anti-inflammatories. Gesehen auf http://news.berkeley.edu/2015/02/02/anti-inflammatory/

Armour, P. [Lipadema Alberta]. (4. Januar 2018). Lipedema Alberta - Lipedema 101 - Not all Fat is Created Equal with Polly Armour. [Video]. Gesehen auf https://youtu.be/7VL0kEjIYM8

Bacon L., Stern J., D Van Loan M., & Keim N. (2005). Size Acceptance and Intuitive Eating Improve Health for Obese, Female Chronic Dieters. Journal of the American Dietetic Association. 105. 929-36. 10.1016/j.jada.2005.03.011. Gesehen auf https://naldc.nal.usda.gov/download/8478/PDF?hc_location=ufi

Baker, J. (2018). Landwhale: On turning insults into nicknames, why body image is hard, and how diets can kiss my ass. New York: Seal Press.

Benatti F, Solis M, Artioli G, Montag E, Painelli V, Saito F, Baptista L, Costa LA, Neves R, Seelaender M, Ferriolli E, Pfrimer K, Lima F, Roschel H, Gualano B, Lancha A Jr. (2012). Liposuction Induces a Compensatory Increase of Visceral Fat Which Is Effectively Counteracted by Physical Activity: A Randomized Trial, The Journal of Clinical Endocrinology & Metabolism, Volume 97, Uitgave 7, 1. Juli 2012, Pages 2388–2395, https://doi.org/10.1210/jc.2012-1012.

Bennett, M. P., & Lengacher, C. (2009). Humor and Laughter May Influence Health IV. Humor and Immune Function. Evidence-Based Complementary and Alternative Medicine : eCAM, 6(2),

159–164. http://doi.org/10.1093/ecam/nem149 Gesehen auf https://www.ncbi.nlm.nih.gov/pmc/articles/PMC2686627/

Bergland, C. (6. Juli 2016). Vagus Nerve Stimulation Dramatically Reduces Inflammation. Gesehen auf https://www.psychologytoday.com/blog/the-athletes-way/201607/vagus-nerve-stimulation-dramatically-reduces-inflammation

Bertsch, T. (2015). Obesity-related Lymphedema.

Biofeedback (2018) Gesehen auf https://www.mayoclinic.org/tests-procedures/biofeedback/about/pac-20384664

Bordoni, B., & Zanier, E. (2014). Skin, fascias, and scars: symptoms and systemic connections. Journal of Multidisciplinary Healthcare, 7, 11–24. http://doi.org/10.2147/JMDH.S52870 Gesehen auf https://www.ncbi.nlm.nih.gov/pmc/articles/PMC3883554/

Bowman, K. (2012 Feb. 20). Hypermobility. Gesehen auf https://nutritiousmovement.com/hypermobility/

Brach, T. (2016, Jan. 13) Feeling Overwhelmed? Remember "RAIN" Four steps to stop being so hard on ourselves. Gesehen auf https://www.mindful.org/tara-brach-rain-mindfulness-practice/

Brach, T. (2018, Jan. 23). When the News Makes Us Miserable: Remembering a Fuller Presence and Larger Truth. Gesehen auf https://www.tarabrach.com/news-makes-us-miserable/

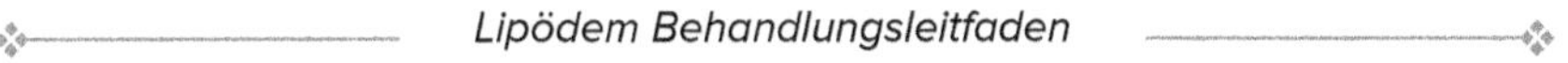

Brea, J. (Regisseur). (2017). Unrest [Video]. USA: Shella Films. Gesehen auf https://www.netflix.com/watch/80168300

Butera, C. (2018, 7. März). Medical Symptoms That Medicine Can't Hear: A Conversation With Maya Dusenbery. Gesehen auf https://psmag.com/social-justice/medical-symptoms-that-medicine-cant-hear

Campos, P. F. (2004). The obesity myth: Why America's obsession with weight is hazardous to your health. New York: Gotham Books.

Canning C. & Bartholomew J. (2017 Nov. 16) Lipedema. Vascular Medicine Vol 23, Ausgabe 1, s. 88 - 90 https://doi.org/10.1177/1358863X17739698. Gesehen auf http://journals.sagepub.com/doi/10.1177/1358863X17739698

Cardone, M. (2015, 16. Mai). Report on Lipoedema. Gesehen auf https://www.italf.org/en/report-on-lipoedema

Crescenzi, R (2018, 6. Juni). MRI Tools to Diagnose and Evaluate Mechanisms of Lipedema. Gesehen auf https://youtu.be/R_7ElUO103w

David, S. (2017, November) The gift and power of emotional courage. Gesehen auf https://www.ted.com/talks/susan_david_the_gift_and_power_of_emotional_courage

Dayan, E., Kim, J.N., Smith M.L., Seo, C. A., Damstra, R.J., Schmeller, W. Frambach, Y., Carmody, M.A. Foldi, E., & Rockson,

S. G., (2017). Lipedema: An overview for clinicians. Boston MA: Lipedema Simplified Publications, The Friedman Center for Lymphedema Research and Treatment at The Center for Advanced Medicine at Northwell Health in Zusammenarbeit mit Lymphatic Education & Research Network (LE&RN).

DePatie, J. L. (2011). The fat chick works out! Fitness that's fun and feasible for folks of all ages, shapes, sizes, and abilities. Los Angeles, CA: Real Big Books.

DeSalvo, L. A. (2000). Writing as a way of healing how telling our stories transforms our lives. Boston: Beacon Press.

Dudek, J.E., Białaszek, W. & Ostaszewski, P. (2015). Quality of life in women with lipoedema: a contextual behavioral approach. Qual Life Res (2015) 25: 401. https://doi.org/10.1007/s11136-015-1080-x Gesehen auf https://www.researchgate.net/profile/Wojciech_Bialaszek/publication/280536237_Quality_of_life_in_women_with_lipoedema_a_contextual_behavioral_approach/links/56bb721108ae47fa39569e5f/Quality-of-life-in-women-with-lipoedema-a-contextual-behavioral-approach.pdf

Eberhardt, R. & Raffetto, J. (2014). Chronic venous insufficiency. Circulation. DOI: http://circ.ahajournals.org/content/130/4/333

Ehrlich, C., Iker, E., & Herbst, K. L. (2016). Lymphedema and lipedema nutrition guide: Foods, vitamins, minerals, and supplements. San Francisco, CA: Lymph Notes.

Evans, C, Fowkes, F,, Ruckley, C., & Lee, A. (1999). Prevalence of varicose veins and chronic venous insufficiency in men and women in the general population: Edinburgh Vein Study. Journal of Epidemial Community Health 1999; 53:149–153. Gesehen auf https://www.ncbi.nlm.nih.gov/pmc/articles/PMC1756838/pdf/v053p00149.pdf

Exercise. (o.D.). Gesehen auf https://www.fatdisorders.org/exercise

Farrell, A. E. (2011). Fat shame: stigma and the fat body in American culture. New York, NY: New York University Press.

Fetzer, A. (2016). Specialist approaches to managing lipoedema. British journal of community nursing. 21. S30-S35. 10.12968/bjcn.2016.21.Sup4.S30

Fetzer A. & Fetzer S. (2016). Lipoedema UK Big Survey 2014 Research Report. Lipoedema UK. Gesehen auf http://www.lipoedema.co.uk/wp-content/uploads/2016/04/UK-Big-Surey-version-web.pdf

Fetzer A. & Wise C. (2015). Living with lipoedema: reviewing different self-management techniques. British Journal of Community Nursing . Okt. 2015, Vol. 20 Ausgabe Sup10, S14-S19. 5p.doi: 10.12968/bjcn.2015.20.Sup10.S14.

Forner-Cordero I, Szolnoky G, Forner-Cordero A, Kemény L. (2012). Lipedema: an overview of its clinical manifestations, diagnosis and treatment of the disproportional fatty deposition syndrome—systematic review. Clinical Obesity. 2012 Jun;2(3-4):86-95. DOI: 10.1111/j.1758-8111.2012.00045.x. Gesehen auf http://lipedema.eu/zslnokycordero.pdf

Gach, M. R., & Henning, B. A. (2004). Acupressure for emotional healing: a self-care guide for trauma, stress & common emotional imbalances. New York: Bantam Books.

Gardner, B., Lally, P., & Wardle, J. (2012). Making health habitual: the psychology of "habit-formation" and general practice. The British Journal of General Practice, 62(605), 664–666. http://doi.org/10.3399/bjgp12X659466 Gesehen auf https://www.ncbi.nlm.nih.gov/pmc/articles/PMC3505409/

Godoy, J., & Barufi S. & Godoy, M. (2013). Lipedema: Is Aesthetic Cellulite an Aggravating Factor for Limb Perimeter? Journal of Cutaneous and Aesthetic Surgery. 6. 167. 10.4103/0974-2077.118431. Gesehen auf https://www.researchgate.net/publication/305601748_Lipedema_Is_Aesthetic_Cellulite_an_Aggravating_Factor_for_Limb_Perimeter

Godoy, J. & Godoy, M. (2011). Treatment of cellulite based on the hypothesis of a novel physiopathology. Clinical, Cosmetic and Investigational Dermatology. 4. 55-59. 10.2147/CCID. S20363. Gesehen auf https://www.researchgate.net/publication/305596985_Treatment_of_cellulite_based_on_the_hypothesis_of_a_novel_physiopathology

Hall, S. [Lipedema Alberta]. (4. Januar 2018). Welcome to Lipedema Alberta -Lipedema 101—Not all Fat is Created Equal [Video]. Gesehen auf https://youtu.be/JyyliO8L0jc

Hanson, R. (8. Oktober 2013). Hardwiring Happiness: The New Brain Science of Contentment, Calm, and Confidence.

Hanson, R. (22. Oktober 2017). It's Possible to Heal Yourself. Gesehen auf http://www.rickhanson.net/possible-heal/

Harrison P (5. Mai 2011) Forgiveness Can Improve Immune Function. Gesehen auf https://www.medscape.com/viewarti-cle/742198

Henke, P. (o.D.) Chronic Venous Insufficiency. Gesehen auf https://vascular.org/patient-resources/vascular-conditions/chronic-venous-insufficiency

Herbst, K. (o.D.a). Medicine and Supplements for People with Lipedema and Dercum's Disease (DD)*. Gesehen auf http://treat.medicine.arizona.edu/sites/treat.medicine.arizona.edu/files/medicine-and-supplements-handout-fdrs-2016_without_color.pdf

Herbst, K. (o.D.b). Dercum's Disease White Paper. Gesehen auf http://www.lipomadoc.org/uploads/5/0/4/8/5048532/dd_white_paper.pdf

Herbst, K. (o.D.c) Lipedema and Obesity. Gesehen auf http://www.obesityaction.org/wp-content/uploads/Lipedema_and_Obesity_online.pdf

Herbst, K. (2010). Pilot study: rapidly cycling hypobaric pressure improves pain after 5 days in adiposis dolorosa. JPR,

147. http://dx.doi.org/10.2147/jpr.s12351 Gesehen auf http://lipedemaproject.org/wp-content/uploads/2016/02/2010_Herbst_Pilot-Study-Rapidly-Cycling-Hypobaric-Pressure-Improves-Pain-After-5-Days-in-Adiposis-Dolorosa.pdf

Herbst K. (3 februari 2012). Rare adipose disorders (RADs) masquerading as obesity. Acta Pharmacologica Sinica Volume 33, Seiten 155–172 (2012). doi:10.1038/aps.2011.153 Gesehen auf https://www.nature.com/articles/aps2011153#bib112

Herbst, K. [Fat Disorders Research Society]. (30. Mai 2016). Should I Get Surgery? #FDRS2016 [Video]. Gesehen auf https://youtu.be/SKrteVQcDp0

Herbst K. (Mai 2017) Diagnosis and Treatment of Lipedema and Dercum's Disease. Presentatie tijdens het 2017 Klose Lymphedema Conference. Denver, Colorado, Vereinigte Staaten

Herbst K, Mirkovskaya L, Bharhagava A, Chava Y,Te, C. (2015). Lipedema Fat and Signs and Symptoms of Illness, Increase with Advancing Stage. Archives of Medicine 2015;7:1-8. Gesehen auf http://www.archivesofmedicine.com/medicine/lipedema-fat-and-signs-and-symptoms-of-illness-increase-with-advancing-stage.pdf

How Kinesiology Tape Helps with Lymphatic Drainage, (2018). Gesehen auf https://www.theratape.com/education-center/kinesiology-taping-news/2490-how-kinesiology-tape-helps-with-lymphatic-drainage/

How to Spread Body Positivity in Your Community. (o.D.) Gesehen auf http://proud2bme.org/sites/default/files/Proud2BmeOn_Campus_Activity_Guide.pdf

Huttunen P, Kokko L, Ylijukuri V. Winter swimming improves general well-being. Int J Circumpolar Health. 2004;63:140–4. Gesehen auf https://www.ncbi.nlm.nih.gov/pubmed/15253480

Inacio, M., Kritz-Silverstein, D., Raman, R., Macera, C., Nichols, J., Shaffer, R., & Fithian, D. (2013). The Impact of Pre-Operative Weight Loss on Incidence of Surgical Site Infection and Readmission Rates After Total Joint Arthroplasty. The Journal of Arthroplasty. 29. 10.1016/j.arth.2013.07.030. Gesehen auf https://www.researchgate.net/publication/256480113_The_Impact_of_Pre-Operative_Weight_Loss_on_Incidence_of_Surgical_Site_Infection_and_Readmission_Rates_After_Total_Joint_Arthroplasty

Instrument Assisted Soft Tissue Mobilization. (7. Juni 2010). Physiopedia,. Gesehen auf https://www.physio-pedia.com/index.php?title=Instrument_Assisted_Soft_Tissue_Mobilization&oldid=174765

Jagtman, BA & P Kuiper, J & Brakkee, AJ. (1984). Measurements of skin elasticity in patients with lipedema of the Moncorps “rusticanus” type. Phlébologie. 37. 315-9. Gesehen auf https://www.researchgate.net/publication/16702574_Measurements_of_skin_elasticity_in_patients_with_lipedema_of_the_Moncorps_rusticanus_type

Janssen, I., Craig, W. M., Boyce, W., & Pickett, W. (2004). Associations Between Overweight and Obesity With Bullying Behaviors in School-Aged Children. Pediatrics 113 (5) 1187-1194; DOI: 10.1542/peds.113.5.1187

Juberg, M., Jerger, K. K., Allen, K. D., Dmitrieva, N. O., Keever, T., & Perlman, A. I. (2015). Pilot Study of Massage in Veterans with Knee Osteoarthritis. Journal of Alternative and Complementary Medicine, 21(6), 333–338. http://doi.org/10.1089/acm.2014.0254 Gesehen auf https://www.ncbi.nlm.nih.gov/pmc/articles/PMC4485373/

Kite, L. (3. August 2016) Are Body Positivity and Fitness Compatible? Gesehen auf https://beautyredefined.org/body-positive-fitness/

Kok,B.E.,Coffey,K.A.,Cohn,M.A.,Catalino,L.I.,Vacharkulksemsuk, T., Algoe, S. Brantley M, Fredrickson, B. L. (2013). How positive emotions build physical health: Perceived positive social connections account for the upward spiral between positive emotions and vagal tone. Psychological Science, 24, 1123–1132. (Original DOI: 10.1177/0956797612470827) Gesehen auf http://www.bethanykok.com/Publications/koketal_psysci.pdf

Kuppusamy, M., Kamaldeen, D., Pitani, R., & Amaldas, J. (2016). Immediate Effects of Bhramari Pranayama on Resting Cardiovascular Parameters in Healthy Adolescents. Journal of Clinical and Diagnostic Research : JCDR, 10(5), CC17–CC19. http://doi.org/10.7860/JCDR/2016/19202.7894. Gesehen auf https://www.ncbi.nlm.nih.gov/pmc/articles/PMC4948385

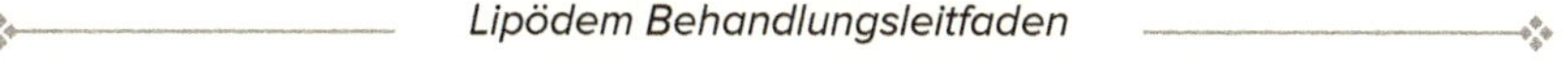

Langendoen, S., Habbema, L., Nijsten, T., & Neumann, H. (2009). Lipoedema: from clinical presentation to therapy. A review of the literature. British Journal Of Dermatology, 161(5), 980-986. http://dx.doi.org/10.1111/j.1365-2133.2009.09413.x Gesehen auf http://lipedemaproject.org/lipoedema-from-clinical-presenta-tion-to-therapy-a-review/

Lauche R, Langhorst J, Dobos, G. (2013). A systematic review and meta-analysis of Tai Chi for osteoarthritis of the knee. Complement Ther Med 2013;21:396-406.

Liposuction (o.D.) Gesehen auf https://www.fatdisorders.org/liposuction/

Lisson, K. (2017). Swollen, Bloated and Puffy: A manual lymphatic drainage therapist's guide to reducing swelling in the face and body. CreateSpace.

Lontok E., Briggs L., Donlan M., Kim Y., Mosley E., Riley E., Stevens, M. (2017). Lipedema: A Giving Smarter Guide. Milken Institute. Gesehen auf http://www.milkeninstitute.org/publications/view/846

Madelung's Disease (2005). Gesehen auf https://rarediseases.org/rare-diseases/madelungs-disease/

Mann, T., Tomiyama, A. J., Westling, E., Lew, A.-M., Samuels, B., & Chatman, J. (2007). Medicare's search for effective obesity treatments: Diets are not the answer. American Psychologist, 62(3), 220-233. http://dx.doi.org/10.1037/0003-066X.62.3.220

Mason H, Vandoni M, deBarbieri G, Codrons E, Ugargol V, & Bernardi L, "Cardiovascular and Respiratory Effect of Yogic Slow Breathing in the Yoga Beginner: What Is the Best Approach?," Evidence-Based Complementary and Alternative Medicine, Vol. 2013, Article ID 743504, 7 Seiten, 2013. doi:10.1155/2013/743504. Gesehen auf https://www.hindawi.com/journals/ecam/2013/743504/

Matheson, E.M., King, D.E. & Everett, C.J. (2012). Healthy lifestyle habits and mortality in overweight and obese individuals. J Am Board Fam Med 2012;25:9–15. Gesehen auf http://www.jabfm.org/content/25/1/9.full.pdf+html

Mechanical Lymphatic Therapy with the RAGodoy® apparatus-Limbs (2017) Gesehen auf http://en.drenagemlinfatica.com.br/apparatuses/mechanical-lymphatic-therapy-with-the-ragodoy-apparatus-limbs

Michelini, S., Cardone, M., Failla, A., Moneta, G., Fiorentino, A., & Cappellino, F. (2010). Treatment of geriatrics lymphedema with shockwave therapy. BMC Geriatrics, 10(Suppl 1), A105. http://doi.org/10.1186/1471-2318-10-S1-A105 Gesehen auf https://www.ncbi.nlm.nih.gov/pmc/articles/PMC3290142/pdf/1471-2318-10-S1-A105.pdf

Mineo L. (11. April 2017). Good genes are nice, but joy is better. Gesehen auf https://news.harvard.edu/gazette/story/2017/04/over-nearly-80-years-harvard-study-has-been-showing-how-to-live-a-healthy-and-happy-life/

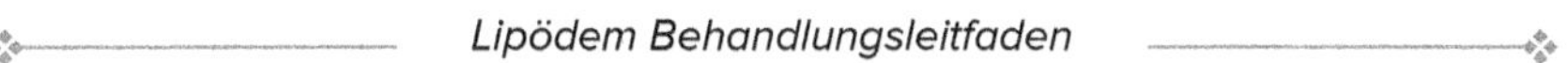

Miserandino, C (o.D.) The Spoon Theory. Gesehen auf https://butyoudontlooksick.com/articles/written-by-christine/the-spoon-theory/

Mojay, G. (2005). Aromatherapy for healing the spirit: a guide to restoring emotional and mental balance through essential oils. London: Gaia.

Morton, R.H. (2007). Contrast water immersion hastens plasma lactate decrease after intense anaerobic exercise. J Sci Med Sport. 2007;10:467–70. Gesehen auf https://www.researchgate.net/publication/6678757_Contrast_water_immersion_hastens_plasma_lactate_decrease_after_intense_anaerobic_exercise

Mullington, J. M., Simpson, N. S., Meier-Ewert, H. K., & Haack, M. (2010). Sleep Loss and Inflammation. Best Practice & Research. Clinical Endocrinology & Metabolism, 24(5), 775–784. http://doi.org/10.1016/j.beem.2010.08.014 Gesehen auf https://www.ncbi.nlm.nih.gov/pmc/articles/PMC3548567/pdf/nihms251277.pdf

Munnoch A., Teo, I. & Coulborn, A. (2016). Use of the HIVAMAT 200 with manual lymphatic drainage in the management of lower-limb lymphedema and lipoedema. Journal of Lymphoedema. 11. 49. Gesehen auf https://www.researchgate.net/publication/305114357_Use_of_the_HIVAMAT_200_with_manual_lymphatic_drainage_in_the_management_of_lower-limb_lymphedema_and_lipoedema

Myers, T. (18. Januar 2018). What You Need To Know About Fascia. Gesehen auf https://www.yogajournal.com/teach/what-you-need-to-know-about-fascia

Nelson, C.L., Elkassabany, N.M., Kamath, A.F., Liu, J. (2015). Low albumin levels, more than morbid obesity, are associated with complications after TKA. Clin Orthop Relat Res 2015;473(10):3163-3172. Gesehen auf https://www.ncbi.nlm.nih.gov/pmc/articles/PMC4562939/pdf/11999_2015_Article_4384.pdf

Nesbitt, M. (o.D.) How to Choose a Fat-friendly Doctor and other Medical Suggestions. Gesehen auf http://cat-and-dragon.com/stef/fat/nesbitt.html

Pennebaker, J. & Beall, S. (1986). Confronting a Traumatic Event. Toward an Understanding of Inhibition and Disease. Journal of abnormal psychology. 95. 274-81.10.1037//0021-843X.95.3.274. Gesehen auf https://www.researchgate.net/publication/19415586_Confronting_a_Traumatic_Event_Toward_an_Understanding_of_Inhibition_and_Disease

Perlman, A. I., Ali, A., Njike, V. Y., Hom, D., Davidi, A., Gould-Fogerite, S., Katz, D. L. (2012). Massage Therapy for Osteoarthritis of the Knee: A Randomized Dose-Finding Trial. PLoS ONE, 7(2), e30248. http://doi.org/10.1371/journal.pone.0030248 Gesehen auf https://www.ncbi.nlm.nih.gov/pmc/articles/PMC3275589/

Poor Sleep Quality Increases Inflammation, Community Study Finds. (15. November 2010). Gesehen auf http://shared.web.emory.edu/whsc/news/releases/2010/11/poor-sleep-quality-increases-inflammation-study-finds.html

Reich-Schupke, S., Altmeyer, P., & Stucker, M. (2012). Thick legs – not always lipedema. JDDG: Journal Der Deutschen

Dermatologischen Gesellschaft, 11(3), 225-233. http://dx.doi.org/10.1111/ddg.12024 Gesehen auf http://onlinelibrary.wiley.com/doi/10.1111/ddg.12024/epdf

Rhodes, R. (2017 April-Mai). The Healing Power of Therapeutic Writing. Gesehen auf https://secure.igliving.com/magazine/articles/IGL_2017-04_AR_The-Healing-Properties-of-Therapeutic-Writing.pdf

Robinson, E., Haynes, A., Sutin, A.R. & Daly, M. (2017) Telling people they are overweight: helpful, harmful or beside the point? International Journal of Obesity (2017) 41, 1160–1161; doi:10.1038/ijo.2017.85 Gesehen auf https://www.nature.com/articles/ijo201785.pdf

Rothblum, E. D., & Solovay, S. (2009). The fat studies reader. New York: New York University Press.

Rubin, G. (o.D.). About the Framework. Gesehen 3. Januar 2018, auf https://gretchenrubin.com/books/the-four-tendencies/intro/

Rubin, G (10. Oktober 2012). Back by Popular Demand: Are You an Abstainer or a Moderator? Gesehen auf https://gretchenrubin.com/2012/10/back-by-popular-demand-are-you-an-abstainer-or-a-moderator/

Schawbel, D. (2017, 12. September). Gretchen Rubin: How To Use The Four Tendencies To Improve Our Lives. Gesehen auf https://www.forbes.com/sites/danschawbel/2017/09/12/gretchen-rubin-how-to-use-the-four-tendencies-to-improve-our-lives/#481826366d2b

Siems, W., Grune, T., Voss, P., Brenke, R. (2005). Anti-fibrosclerotic effects of shock wave therapy in lipedema and cellulite. Biofactors 2005; 24: 275–82. Gesehen auf http://onlinelibrary.wiley.com/doi/10.1002/biof.5520240132/abstract

Sleep Medicine Center (o.D.). Gesehen auf https://health.ucsd.edu/specialties/sleep/Pages/default.aspx

Stutz, J. [Fat Disorders Research Society]. (30. Mai 2016). Lipedema can be Life-Threatening #FDRS2016 [Video]. Gesehen auf https://youtu.be/p099mQyjXIQ

Stutz, J. [Lipadema Alberta]. (4. Januar 2018). Dr Stutz - Lipedema 101 - Not All Fat is Created Equal [Video]. Gesehen auf https://youtu.be/_80XD_sXF-4

Sutin, A.R., Stephan, Y., Grzywacz, J.G., Robinson, E., Daly, M., & Terracciano, A. (2016). Perceived Weight Discrimination, Changes in Health, and Daily Stressors. Obesity (Silver Spring, Md.), 24(10), 2202–2209. http://doi.org/10.1002/oby.21598 Gesehen auf https://www.ncbi.nlm.nih.gov/pmc/articles/PMC5301307/

Sutin, A.R., Stephan, Y., & Terracciano, A. (2015). Weight Discrimination and Risk of Mortality. Psychological Science, 26(11), 1803–1811. http://doi.org/10.1177/0956797615601103 Gesehen auf https://www.ncbi.nlm.nih.gov/pmc/articles/PMC4636946/

Swami V. (2016). Illustrating the body: Cross-sectional and prospective investigations of the impact of life drawing sessions on body image. Psychiatry Research, Volume 235,

2016, Seiten 128-132, ISSN 0165-1781, https://doi.org/10.1016/j.psychres.2015.11.034

Swami V., Barron D., Furnham A., (2018). Exposure to natural environments, and photographs of natural environments, promotes more positive body image. Body Image, Volume 24, 2018, Seiten 82-94, ISSN 1740-1445, https://doi.org/10.1016/j.bodyim.2017.12.006. Gesehen auf http://www.sciencedirect.com/science/article/pii/S1740144517304321?via%3Dihub

Szalavitz, M (9. Mai 2013). The Biology of Kindness: How It Makes Us Happier and Healthier. Gesehen auf http://healthland.time.com/2013/05/09/why-kindness-can-make-us-happier-healthier/?iid=hl-main-lead

The New Our bodies, Ourselves: A Book by and for Women. (1992). New York: Simon & Schuster.

Toole, A. & Craighead, L. (2016). Brief self-compassion meditation training for body image distress in young adult women. Body Image. 19. 104-112. 10.1016/j.bodyim.2016.09.001. Gesehen auf http://self-compassion.org/wp-content/uploads/2017/01/Toole2016.pdf

Treatment for Lipedema (o.D.). Gesehen auf http://lipedemaproject.org/treatment-for-lipedema/

Treatments and Therapies (o.D.). Gesehen auf http://treat.medicine.arizona.edu/treatments-therapies

Vander Linden, B. (1. Februar 2015). Compression Stocking Tip #3: The "Four P's" of Choosing a Compression Stocking Dealer. Gesehen auf https://lymphedemadiary.com/2015/02/01/compression-stocking-tip-3-the-four-ps-of-choosing-a-compression-stocking-dealer/

van Esch-Smeenge, J., Damstra, R. & Hendrickx, A. (2017). Muscle strength and functional exercise capacity in patients with lipoedema and obesity: a comparative study. Gesehen auf http://lymphoedemaeducation.com.au/resources/muscle-strength-functional-exercise-capacity-patients-lipoedema-obesity-comparative-study/

van Geest, A.J., Esten, S.C.A.M., Cambier, J.P.R.A. et al. Lymphatic disturbances in lipoedema. Phlebologie. 2003;32:138–142. Gesehen auf https://www.researchgate.net/publication/289482868_Lymphatic_disturbances_in_lipoedema

Vickhoff, B., Malmgren, H., Åström, R., Nyberg, G., Ekström, S.R., Engwall, M., Snygg J., Nilsson M., Jörnsten, R. (2013). Music structure determines heart rate variability of singers. Frontiers in Psychology, 4, 334. http://doi.org/10.3389/fpsyg.2013.00334 Gesehen auf https://www.ncbi.nlm.nih.gov/pmc/articles/PMC3705176/

Warren Peled, A., & Kappos, E. A. (2016). Lipedema: diagnostic and management challenges. International Journal of Women's Health, 8, 389–395. http://doi.org/10.2147/IJWH.S106227

Gesehen auf https://www.ncbi.nlm.nih.gov/pmc/articles/PMC4986968/

Weinberg, M., Hammond, T. & Cummins, R. (2014). The impact of laughter yoga on subjective well-being: A pilot study. European Journal of Humour Research. 1. 25-34. 10.7592/EJHR2013.1.4.weinberg. Gesehen auf https://www.researchgate.net/publication/262535370_The_impact_of_laughter_yoga_on_subjective_well-being_A_pilot_study

What are the Ehlers-Danlos Syndromes? (o.D.). Gesehen auf https://www.ehlers-danlos.com/what-is-eds/

Williams, A., MacEwan, I., (2016). Accurate diagnosis and self-care support for women with lipoedema. Practice Nursing 2016 27:7, 325-332. Gesehen auf http://eresearch.qmu.ac.uk/4540/2/eResearch%204540.pdf

Winter, W.C. (2017). The Sleep Solution: Why Your Sleep is Broken and How to Fix It. New York: New American Library.

Wollina, U., Heinig, B., & Nowak, A. (2014). Treatment of elderly patients with advanced lipedema: a combination of laser-assisted liposuction, medial thigh lift, and lower partial abdominoplasty. Clinical, Cosmetic and Investigational Dermatology, 7, 35–42. http://doi.org/10.2147/CCID.S56655 Gesehen auf https://www.ncbi.nlm.nih.gov/pmc/articles/PMC3904776/

Wounds UK. Best Practice Guidelines: The Management of Lipoedema. London: Wounds UK, 2017. Beschikbaar via www.

wounds-uk.com. Gesehen auf http://www.lipoedema.co.uk/wp-content/uploads/2017/05/WUK_Lipoedema-BPS_Web.pdf

Xu, Q., Yang, J., Zhu B., Yang L., Wang Y., & Gao X. (2012). "The Effects of Scraping Therapy on Local Temperature and Blood Perfusion Volume in Healthy Subjects," Evidence-Based Complementary and Alternative Medicine, Vol. 2012, Article ID 490292, 6 Seiten, 2012. https://doi.org/10.1155/2012/490292. Gesehen auf https://www.hindawi.com/journals/ecam/2012/490292/

ÜBER DEN AUTOR

Kathleen Lisson ist eine zertifizierte Massage-, Körper- und Lymphödemtherapeutin. Sie führt Trostmassagen und Achtsamkeitskurse durch, hat Kurse am IPSB Massage College in San Diego unterrichtet und ist Autorin von Swollen, Bloated and Puffy: A Manual Lymphdrainage Therapist‘s Guide to Reducing Swelling in the Face and Body.

Kathleen hat einen Bachelor of Applied Science in Massage-Therapie, ist NHI (Natural Healing Institute of Naturopathy) zertifizierte Master Aromatherapeutin, eine MMI (McLean Meditation Institute) zertifizierte Meditationslehrerin und eine ACE-zertifizierte Personal Trainerin. Sie ist berechtigt, den Workshop „Prepare for Surgery, Heal Faster“ von Peggy Huddleston zu leiten. Sie war Referentin auf der Konferenz der Fat Disorders Resource Society 2018 und absolvierte den

Lymphedema Therapy Advanced and Review Kurs an der Foldi-Klinik in Hinterzarten, Deutschland.

Nach vierzehn Jahren in einer hochgradig stressigen Karriere in der Öffentlichkeitsarbeit für die New York State Legislature begann sie ihre zweite Karriere als Massagetherapeutin bei der gemeinnützigen Agentur Adams Avenue Integrative Health, wo sie mit Naturheilkundlern, Chiropraktikern und Akupunkteuren zusammenarbeitete, um Familien im Viertel Normal Heights in San Diego zu versorgen. Sie erklärte sich auch bereit, kostenlose Stuhlmassagen für unterversorgte Gemeinden in den City Heights im Tubman-Chavez Center und im East African Cultural Community Center über das gemeinnützige Alternative Healing Network anzubieten.

Kathleen ist Autorin von Artikeln, die im Elephant Journal und in der 10. Ausgabe des Labyrinth Pathways veröffentlicht wurden. Sie wurde in der November-Ausgabe 2016 des Prevention Magazine zitiert und online in Bustle, Consumer Reports, Massage Magazine, Paper Magazine, Prevention and Runner's World erwähnt.

Soziale Medien:

http://www.lipedematreatmentguide.com

http://www.solacesandiego.com

https://www.facebook.com/lipedematreatmentguide

https://www.instagram.com/kathleenlisson

https://twitter.com/KathleenLisson

www.ingramcontent.com/pod-product-compliance
Lightning Source LLC
Chambersburg PA
CBHW031437280326
41927CB00038B/432

* 9 7 8 1 7 3 2 8 0 6 6 2 7 *